上海市老年教育普及教材

上海市学习型社会建设与终身教育促进委员会办公室

U0755949

饮食、卫生与安全

上 册

复旦大学 出版社

本书编写组

编著　白　晨　王淑珍

丛书策划

刘煜海　朱岳桢

前　言

　　"上海市老年教育普及教材"是在上海市学习型社会建设与终身教育促进委员会办公室、上海市老年教育工作小组办公室和上海市教委终身教育处的指导下，由上海市老年教育教材研发中心会同有关老年教育单位和专家共同研发的系列丛书。该系列丛书是一批具有规范性和示范性、体现上海水平的老年普及读本（教材），是一批可供老年学校选用的教学资源，是一批满足老年人不同层次需求的、适合老年人学习的、为老年人服务的快乐学习读本。

　　"上海市老年教育普及教材"的定位主要是面向街（镇）及以下老年学校，适当兼顾市、区老年大学的教学需求，力求普及与提高相结合，以普及为主；通用性与专门化相兼顾，以通用性为主。该系列丛书主要用于改善街镇、居村委老年学校缺少适宜教材的实际状况。

　　"上海市老年教育普及教材"在内容和体例上尽量根据老年人学习的特点进行编排，在知识内容融炼的前提下，强调基础、实用、前沿；语言简明扼要、通俗易懂，使老年学员看得懂、学得会、用得上。该系列丛书分为三个大类，做身心健康的老年人、做幸福和谐的老年人、做时尚能干的老年人。每个大类包含若干系列，如"老年常见病100问系列""健康在身边系列""传统经典与时代文明系列""孙辈亲子系列""老年人心灵手巧系列""老年人玩转信息技术系列"等。

"上海市老年教育普及教材"在表现形式上，充分利用现代信息技术和多媒体教学手段，倡导多元化教与学的方式，在实践和探索过程中逐步形成了"四位一体，三通直学"的资源体系，即"纸质书、电子书、有声读物、学习课件"四种学习资源皆可学习，微信公众号"指尖上老年教育"、移动端APP"上海老年教育"、微学网站"www.shlnjy.cn"三条通道皆可学习。让我们的老年学习者可以根据自己的实际情况，个性化选择适宜的学习资源和学习方式。

"上海市老年教育普及教材"在"十二五"期间已出版了首批100本，并入选国家新闻出版广电总局、全国老龄工作委员会办公室2016年向全国老年人推荐优秀出版物。在此经验基础上，我们更广泛地吸取各级老年学校、老年学员和广大读者的宝贵意见，力争在"十三五"期间为全市老年学习者带来更丰富、更适宜的学习资源和学习体验。

上海市老年教育普及教材编写委员会

编者的话

民以"食"为天，食以"安"为先

随着科技的进步、社会的发展和生活水平的提高，人们对食品的需求已由数量转向质量，即不仅要求食品营养丰富、平衡，美味、可口，更需要卫生安全。

食品的原料生产、初加工、深加工，储藏、销售、消费等环节都存在着许多不卫生安全因素。例如，工农业生产带来的各种污染，不科学的生产技术，不规范的生产方式，不良的饮食习惯，不道德、不守法的弄虚作假，对食品的安全性不了解等。

人赖以生存的物质基础——食物一旦不卫生，则导致不安全，从而引发疾病，难以达到人类永恒的追求目标——健康与长寿。

目前，食品安全问题已经成为社会的焦点，其中造成人们对食品安全恐惧的原因，一定程度上是由于食品安全知识的匮乏。国际上强调食品安全风险交流，认为一个国家或地区要真正做好食品卫生安全，必须对食品安全信息透明交流、畅通，政府部门、生产者、消费者、专家都应该对食品安全风险信息充分了解并交流，这样才能实现食品卫生安全的社会化、全民化。

本书告诉您什么不该吃？什么要少吃？为什么？即阐述饮食卫生与人体健康的相关性、研究各类食品的卫生安全状况及食品安全的危害因素，了解食品安全的危害及由此而引发的疾病。

老年朋友，让我们在第一篇《饮食、营养与健康》（上海教育出版社2012年）的知识基础上，了解和掌握饮食卫生与安全的基本概念、基础理论，日常生活中的实际应用，这样，不能说您能青春常在，您也能健康长寿。

著　者

2019年6月

目 录

3 饮食、卫生与安全的生物危害 17

4 食品容器和包装材料的安全问题　147

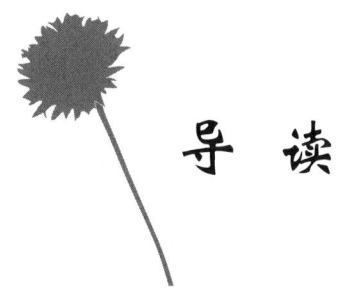

导　读

　　民以食为天，食以安为先。随着我国经济的高速发展，生活水平的提高，人们对食品的要求更多的是质量，因此饮食卫生安全、卫生检疫安全、产品质量安全、健康安全等食品安全问题成为目前国家和民众所关注的焦点。

　　当今食物的污染来源范围更广、途径更多。以今日普遍的饮食习惯，不但酸碱比率适得其反，而且食物中太多的农药、化学肥料、杀虫剂、除草剂、化学添加物、人工色素等给人们的健康带来危害。当今食物添加剂就达4 000多种，如染料、防腐剂、调味剂、稳定剂、黏稠剂、湿润剂、熟化剂、漂白剂等，种类之多，举不胜举。再之，食物精制过程或烹饪方式不正确，维生素和矿物质也早已被殆尽。看看食物中的味精，肉类中的硝酸盐和亚硝酸盐，海鲜中的水银、铅，肉食品中砒霜、石蜡，饮料中的色素、糖精，面粉中的漂白剂、面包中的发泡剂、食用油、人造牛油、人造奶油等。在超级市场中，放眼望去，食物添加剂的应用几近泛滥。各式加工食品，如果汁、汽水、果酱、软糖、朱古力、薯片、腌肉、腌菜、速食面、罐头、蚝油……几乎都是化学添加剂的温床。

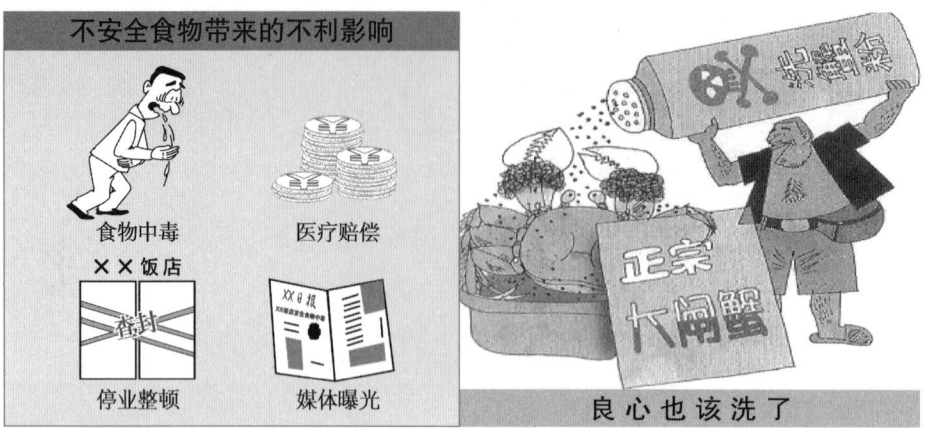

注：上海市统一的食品安全投诉举报电话为：12331，于2012年1月启用

1

基本概念

一、食品卫生

食品卫生是为确保食品安全性和适用性在食物链的所有阶段必须采取的一切条件和措施。

二、食品安全

食品安全是对食品按其原定用途进行制作、食用时不会使消费者健康受到损害的一种担保。

1. 食品安全是个综合概念　作为种概念，食品安全包括食品卫生、食品质量、食品营养等相关方面的内容和食品（食物）种植、养殖、加工、包装、储藏、运输、销售、消费等环节的安全。而作为属概念的食品卫生、食品质量、食品营养等（通常被理解为部门概念或者行业概念）均无法涵盖上述全部内容和全部环节。

2. 食品安全是个社会概念　食品安全与卫生学、营养学、质量学等学科概念不同，食品安全是个社会治理概念。不同国家以及不同时期，食品安全所面临的突出问题和治理要求有所不同。

3. 食品安全是个政治概念　无论是发达国家，还是发展中国家，食品安全都是企业和政府对社会最基本的责任和必须做出的承诺。食品安全与生存权紧密相连，具有唯一性和强制性，通常属于政府保障或者政府强制的范畴。

近年来，国际社会逐步以"食品安全"的概念替代"食品卫生""食品质量"的概念，更加突显了食品安全的政治责任。

4. 食品安全是个法律概念　20世纪80年代以来，一些国家以及有关国际组织从社会系统工程建设的角度出发，逐步以食品安全的综合立法替代卫生、质量、营养等要素立法。

综合型的《食品安全法》逐步替代要素型的《食品卫生法》《食品质量法》《食品营养法》等，反映了时代发展的要求。

案例　我国破获首例兽药非法添加"瘦肉精"案件

据新华社2013年8月16日电，公安部统一指挥浙江、江西等21省、区、市警方协同作战，成功捣毁在兽药中非法添加"瘦肉精"等违禁物质的"黑工厂"——江西某药业有限公司，查缴20余种伪劣兽药4 000余箱，摧毁涉及21个省、区、市的伪劣兽药销售网络。

此案是我国破获的首例兽药非法添加"瘦肉精"案件，也是我国警方首次全环节摧毁的食品源头性犯罪案件。

今年2月，浙江海盐警方接到农业部门通报，该县多家养殖户饲养的生猪尿样中检出国家明令禁止的盐酸氯丙那林成分。警方迅速开展调查，发现被检出盐酸氯丙那林的生猪所使用的兽药，采用标称江西某药业有限公司生产的30%替米考星注射液（又称"肺呼胸炎康"）。

日前，在查明该公司犯罪事实、摸清伪劣兽药流向的基础上，公安部指挥浙江、江西等21个省、区、市警方统一行动，摧毁了这一制售伪劣兽药的犯罪网络，并同有关部门追缴了部分进入销售领域的伪劣兽药。

案例　"瘦肉精"中毒

1998年5月，17名香港居民因食用内地供应的猪内脏而出现手指震颤、心悸等症状。接着内地也陆续出现了瘦肉精中毒的恶性事件，其中比较严重的有以下。

2001年3月22日，广东信宜北界发生中毒人数最多的瘦肉精中毒事件，致使530人到医院就诊，其中学生300人。

2001年11月7日，广东河源有484人中毒，此事件震惊了国务院。

2003年3月13日，广东顺德又发生类似事件，数百人集体中毒，而且其中有大批的中小学生。

2005年11月8日，江西应用技术学院75名学生因吃含瘦肉精的牛肝而集体中毒。

自2006年9月13日起，上海发生多起因食用猪内脏、猪肉导致的瘦肉精食物中毒事故。据不完全统计，截至15日17时，中毒事件涉及9个区，有300多人次到医院或医务室就诊，其中180余人在单位食堂就餐时吃过猪肉，引起中毒。

《羊城晚报》2009年3月18日报道，从2月18日起，广州发生多起疑似"瘦肉精"中毒事件，导致70人发病。有关部门查明，导致中毒的生猪来自湖南，通过天河牲畜批发市场进入天河、增城的肉菜市场进行售卖。3月3日上午，51头从湖南运来的生猪在佛山被全部暂扣下来，经检测都含有"瘦肉精"。

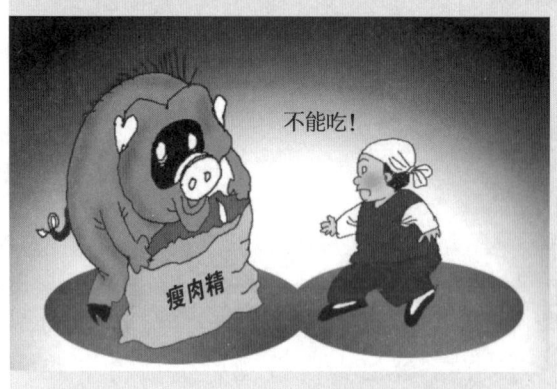

3月7日上午，92头怀疑来自河南的生猪运到广州白云区的金戎牲畜交易市场时，经尿检发现瘦肉精含量超标。3月14日晚，佛山市肉联厂在屠宰抽检时发现一

批生猪瘦肉精严重超标，该批生猪全部从广州白云区嘉禾生猪批发市场55号档口购进。

食品安全的概念可以表述为：食品（食物）的种植、养殖、加工、包装、储藏、运输、销售、消费等活动符合国家强制标准和要求，不存在可能损害或威胁人体健康的有毒、有害物质导致消费者病亡或者危及消费者及其后代的隐患。

三、食品质量安全

食品质量是食品满足消费者明确或者隐含需要的特性。

2

国内外食品安全现状

一、国外食品安全现状

近年，世界各国都加强了食品安全工作，包括机构设置、强化或调整政策法规、监督管理和科技投入。各国政府纷纷采取措施，建立和完善食品管理体系和有关法律、法规。美国、欧洲等发达国家和地区不仅对食品原料、加工品有较为完善的标准与检测体系，而且对食品的生产环境，以及食品生产对环境的影响都有相应的标准、检测体系及有关法规、法律。

二、中国食品安全现状

中国食品安全问题不容乐观。据国家质量检验检疫总局2001~2003年的专项调查发现，在全国众多食品企业中，70%是10人以下的家庭作坊式企业，超过10%的企业无营业执照，1/4的企业对进厂原料不进行任何把关，难以保证食品质量安全。

尽管民众对全国一些食品的安全产生了信誉危机，但是，改革开放以来，中国人口的寿命得到延长，人民健康水平显著提高。目前，中国居民的平均寿命为71.8岁，高于世界平均水平。

这种成就的取得与中国食品安全水平的提高密切相关。

提示

三聚氰胺的毒性靶器官是肾，三聚氰胺在胃内由胃酸水解为三聚氰酸，形成三聚氰胺—三聚氰酸结合晶体。晶体充满肾小管，肾体积、重量增大，形成土黄色砂石样物，最后导致肾衰竭（图2-1）。

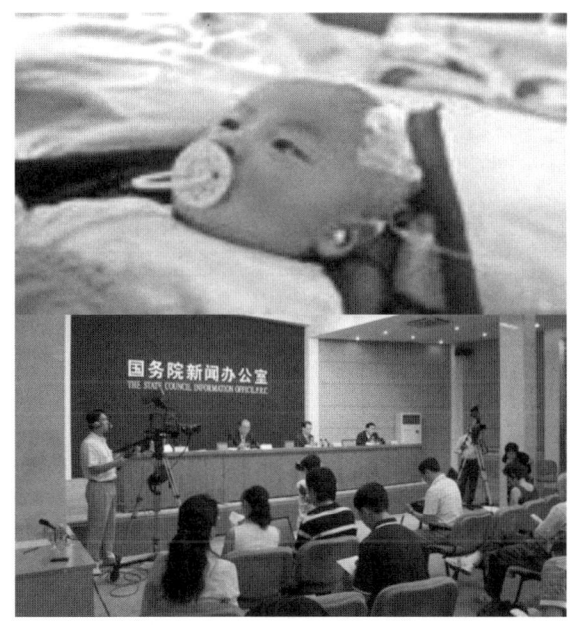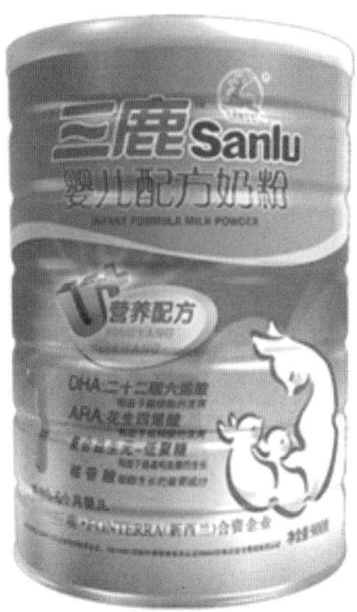

图2-1 2008年"三鹿奶粉"事件

相关链接 2014年上海食品安全状况

2014年上海食品监测总体合格率96.7%,同比上升2.2%。集体性食物中毒事故报告发生率0.52例/10万人口,比2013年下降32.5%。

全年未发生重大食品安全事故,市民食品安全知晓率总体得分80.4分,认为上海食品安全状况"很安全""比较安全""一般"的市民合计达96.3%。

市民最担心的食品安全问题:食物中毒占23.3%,出售病死牲畜肉占21.2%,含地沟油的食品占10.4%。

注：

上海食物中毒发生率近10年来最低。2014年，全市共注销或吊销食品生产经营企业证照7 405张；查处食品安全违法案件8 447起，罚没款金万元；侦破危害食品安全犯罪案件129起，抓获犯罪嫌疑人260人。

本市在17个区、县建立了500个固定监测采样点（是2010年的5倍），将风险监测在本市食品供应总渠道的覆盖面提高到85％。数据显示：2014年，上海共报告发生集体性食物中毒3起、中毒人数126人（无死亡），中毒发生率0.52例/10万人口，比2013年下降32.5％，为近10年来最低。年内全市未发生区域性、系统性食品安全事故。

乳制品等13类食品（焙烤食品、冷冻饮品、调味品、食糖、薯类、膨化食品、糖果、可可制品、炒货、坚果制品、蜂制品、罐头、食品添加剂）合格率100％。

蔬菜及制品合格率96.5％、酒类产品合格率96.2％、餐饮食品合格率87.7％、豆类及制品87.6％。

三、中国食品安全存在的问题

微生物污染是影响中国食品安全的最主要因素；在农业产地环境，防疫体系，农产品生产、加工、储运及销售等环节仍然存在安全隐患；食品安全标准体系、检验监测体系、认证认可体系等方面还存在明显不适应性；食品安全管理体制和法律法规体系有待完善；食品安全科技成果和技术储备不足；新产品、新技术、饮食习惯变化以及新的产销方式等给食品安全带来潜在威胁；食物中毒和食源性疾病仍然对中国的食品安全构成明显威胁，重大食品安全事故屡有发生；食品安全问题对经济和社会发展的影响不容忽视。目前，我国存在的主要食品安全问题依次为：微生物引起的食源性疾病；农药残留、兽药残留、重金属、天然毒素、有机污染物等引起的化学性污染；以及非法使用食品添加剂。

案例　制售死猪肉

　　2012年11月9日，《新民晚报》载：浙江17人制售死猪案一审判决：以生产、销售伪劣产品罪判处董某、陈某、姚某3人无期徒刑。法院认定，从2009年1月至2011年11月间，该非法屠宰场共屠宰死猪7.7万余头，销售金额累计865万余元。死猪肉销售全国，危害极大。

四、食品安全问题的特点

（1）新老问题并存。

（2）源头污染突出。

（3）中小型食品加工企业占多数决定了食品加工业水平、素质差。

（4）食品安全信息交流渠道不畅通，甚至不正常。

五、食品安全问题的误区

（1）消费者要求食品安全"零"风险。

（2）过于重视化学性污染，而忽视食源性疾病。

（3）从政府部门到普通民众，都把食品的假冒伪劣一概而论地与食品安全画等号，无形中夸大了食品安全问题。

（4）将被致癌物污染的食品等同于致癌食品。

（5）认为不合格的食品等于有毒食品。

相关链接　最高法院2012年7月31日公布

危害食品、药品安全犯罪典型案例

　　加工牛血旺添加甲醛保鲜： 2010年9月，重庆一商家在无生产经营许可证的情况下生产食品牛血旺，并用甲醛保鲜，在当地农贸市场销售25余万公斤。

　　加工病死猪肉： 2011年1月，一加工窝点将百余吨病死猪肉，加工成排骨、肉、猪皮、腊肠，作为食品销售至山东省、浙江省、福建省等地。

　　2010年3月，一个体商贩在制作鸡肉串时过量添加亚硝酸钠，致4名儿童中毒住院。

注：以上案例告诫人们在购买食品时要严格把好安全关。

相关链接　2017年申城食品监测总体合格率97.5%

－上海市食品药品安全委员会办公室、上海市食品药品监督管理局

发布食安《白皮书》

　　● 吃得美味安全，上海市民"下馆子"请注意看脸。上海市餐饮单位：A级企业35.4%（笑脸，良好），B级企业61.5%（平脸，一般），C级企业3.1%（哭脸，较差）。

　　● 2017年，上海共监督抽检各类食品样品207 107件，合格率98.8%，同比提高5个百分点。

　　◇ 导致本市食品安全不合格的主要因素：微生物、食品

添加剂、农兽药残留、非食用物质、重金属、激素、抗生素、植物生长调节剂、标签等。

❖ 市场销售的部分食用农产品捡出禁用农药或限用农药超标,农兽药不合格主要涉及蔬菜、禽肉、鱼虾。如:韭菜捡出限用农药"腐霉利"超标,淡水虾捡出禁用兽药"呋喃西林代谢物",鸡肉检出限用兽药"尼卡巴嗪",梭子蟹检出"镉"。

● 餐饮服务抽检情况,抽检不合格食品品种及指标:

❖ 色拉、熟肉制品、现制饮料、生食水产品中菌落总数、大肠菌群项目不合格。

❖ 盒饭、桶饭、餐饮具中菌落总数、大肠菌群项目不合格。

❖ 食品添加剂超范围、超量使用。

● 洋食品安全问题:

❖ 抽检不合格的食品中:一部分进口食品含有我国严禁进境的动物源性产品,未申报的转基因成分。

❖ 部分进口食品捡出不符合我国标准的食品添加剂、理化项目不合格(含兽药残留超标)、微生物项目不合格。

❖ 中文标签符合性抽检不符合要求,标签内容不规范。

❖ 感官检验不合格:包装破损、超过保质期、霉变、胖听、无生产日期等。

● 严打食品安全犯罪。投诉、举报前5类食品安全事件。

❖ 餐饮食品:餐饮不适、餐饮店卫生情况差、菜品内有异物、变质,餐饮店无证经营、控烟不力。

❖ 肉制品:变质或有异物,包装标识不符合规定,无证

15

经营肉类，无证加工肉制品，销售未经检验检疫肉类。

◇ 粮食加工品：有异物或变质、食用后不适、无证销售早点。

◇ 食用农产品：农产品变质、有异物、过期、使用非普通食品原料、无证经营糕点、无证加工糕点。

3

饮食、卫生与安全的生物危害

一、概述

不安全的食品之所以会危害人体健康，是因为其中含有某种可能影响人体健康的危害因素，在食品中，这些因素包括生物性危害、化学性危害和物理性危害等。食品中的有害因素大多数并非食品的正常成分而是通过一定的途径进入食品的，因此又称为食品污染。食品污染（food contamination）是指食品被外来的、有害人体健康的物质所污染。食品污染的原因主要为：由于人的生产或生活活动使人类赖以生存的环境介质，即水体、大气、土壤等受到不同程度和不同状况的污染，各种有害污染物被动物或植物吸收、富集、转移，造成食物或食品的污染；食物在生产、种植、包装、运输、储存、销售和加工烹调过程中造成的污染。按照污染物的性质，可分为生物性、化学性及物理性污染3类。

1. 生物性污染 包括微生物、寄生虫、昆虫和生物战剂污染。其中以微生物污染范围最广，危害也最大，主要有细菌与细菌毒素、真菌与霉真毒素。①寄生虫和虫卵：主要有囊虫、蛔虫、绦虫、中华支睾吸虫等。②昆虫污染：主要有甲虫类、螨类、谷蛾、蝇、蛆等。有害昆虫主要是损坏食品质量，使食品感官性状恶化，降低食品营养价值。战时生物武器的使用可造成生物战剂对食品的污染。

生物性危害就是各类微生物导致的危害，此类危害的主要特点：

（1）微生物是一类非常微小的生物体，肉眼不能看到，但它们广泛存在于自然界。

（2）并非所有的微生物都会使人致病，只有部分种类才会导致食物中毒，这些微生物通常被称为致病微生物。

（3）一些细菌会使食品腐败变质（称为腐败菌），但很少使人得病；而一些致病微生物（如副溶血性弧菌、甲肝病毒、痢疾杆菌）并不会引起食品的感官变化。食品的感官没有变化不等于没有受到致病微生物的污染。

（4）污染了致病微生物的食品是导致食物中毒和食源性疾病的主要原因之一。

2. 化学性污染 化学性污染种类繁多，来源复杂，主要是食品受到各种有害有毒的无机或有机化合物或人工合成物的污染。

农药使用不当，残留于食物；工业三废（废气、废水、废渣）不合理排放，致使汞、镉、砷、铬、酚等有害物质对食物的污染；食品容器包装材料质量低劣或使用不当，致使其中的有害金属或有害塑料单体等溶入食品；N-亚硝基化合物、多环芳烃化合物、二噁英（dioxin）等污染食品；滥用食品添加剂和化学战剂的污染。

3. 物理性污染 主要为各种异物，如玻璃、碎石、铁丝和头发等。还包括放射性污染，主要来自放射性物质的开采、冶炼、生产以及在生活中的应用与排放；核爆炸、核废物的污染。

二、食品细菌危害与腐败变质

食品的周围环境中，到处都有微生物的活动，食品在生产、加工、储藏、运输、销售及消费过程中，随时都有被微生物污染的可能。

其中，细菌对食品的污染是最常见的生物性污染，是食品最主要的卫生问题。引起食品污染的细菌有多种，主要分为两类：一类为致病菌和条件致病菌，它们在一定条件下可以食品为媒介引起人类感染性疾病或食物中毒；另一类虽为非致病菌，但它们可以在食品中生长繁殖，致使食品的色、香、味、形发生改变，甚至导致食品腐败变质。

（一）致病菌

致病菌对食品的污染：第1种是动物生前感染，如奶、肉在禽畜生前即潜存着致病菌。主要有引起食物中毒的肠炎沙门菌（*Sallmonella enteritidis*）、猪霍乱沙门菌（*Salmonella suipestifer*）等沙门菌；能引起人畜共患的结核病的结核分枝杆菌（*Bacillus tuberculosis*）、布氏病（波状热）的布鲁杆菌属（*Brucella*）、炭疽病的炭疽杆菌（*Bacillus anthracis*）。

第2种是外界污染，致病菌来自外环境，与畜体的本身生前感染无关。主要有痢疾杆菌（*Bacillus dysenteriae*）、副溶血性弧菌（*Vibrio parahemolyticus*）、致病性大肠埃希菌（*Pathogenic E.coli*）、伤寒沙门菌（*Sallmonella typhi*）、肉毒梭状芽胞杆菌（*Clostridium botulinum*）等。这些致病菌通过带菌者粪便、病灶分泌物、苍蝇、工（用）具、容器、水、工作人员的手等途径传播，造成食品的污染。

（二）条件致病菌

通常情况下不致病，但在一定的特殊条件下才有致病力的细菌。

常见的有葡萄球菌（*Staphylococcus*）、链球菌（*Streptococcus*）、变形杆菌（*Proteus*）、韦氏梭菌（*Clostridium Welchii*）、蜡样芽胞杆菌（*Bacillus cereus*）等，能在一定条件下引起食物中毒。

（三）非致病菌

在自然界分布极为广泛，在土壤、水体、食物中更为多见。食物中的细菌绝大多数是非致病菌，其中有许多都与食品腐败变质有关。能引起食品腐败变质的细菌，称为腐败菌，是非致病菌中最多的一类。

细菌是目前最受关注和人类对其了解较为深入的一类微生物。细菌可以在食品中存活和繁殖。致病性细菌通常称之为病原菌或致病菌，是导致大多数食物中毒的罪魁祸首。经过加工处理的直接入口食品中带有病原菌，可能是由于加工时未彻底去除，但更多的是由于受到污染所致。污染通常可来自生的食物，尤其是畜禽肉、禽蛋、水产和蔬菜、泥土、灰尘、废弃物及其他污物；受污染的操作环境，如台面、容器、设施等；人如携带病原菌污染食品，或不清洁的手污染食品等；动物，如宠物、害虫等。

（四）细菌生长繁殖的条件

1. 营养 细菌的生长需要营养物质，大多数的细菌喜欢蛋白质或碳水化合物含量高的食物，如畜禽肉、水产、禽蛋、奶类、米饭、豆类等。

2. 温度 每种细菌都是在某一温度范围内生长最好。

大多数的细菌在5~60℃（危险温度带）（图3-1）能够很好地生长繁殖。个别致病菌可在低于5℃的条件下生长（如李斯特菌），但生长速度十分缓慢。

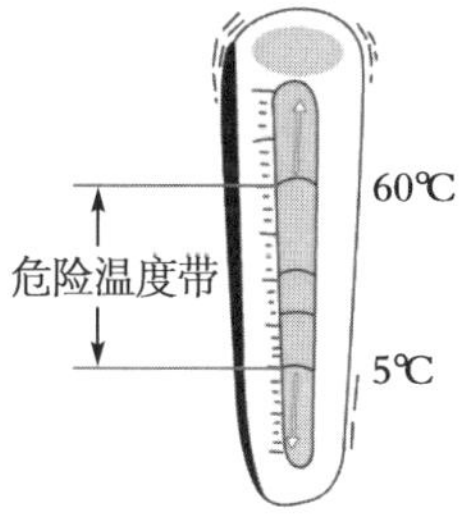

3. 时间 细菌在合适的条件下繁殖非常迅速。由于细菌使人致病需要有一定数量，因此控制时间以防止细菌繁殖，对于预防细菌性食物中毒具有重要意义。

4. 相对湿度 水是细菌生长所需的基本物质之一，在潮湿的地方细菌容易存活。

图3-1 危险温度带

食物中细菌能够利用的水分被称为水分活性（aw），取值范围是0~1。致病菌只能在aw≥0.85的食品中生长。

5. 酸度 细菌在pH≤4.6（如柠檬、醋）或pH≥9.0（如苏打饼干）的食品中较难繁殖，pH4.6~7.0的弱酸性或中性食品中细菌很容易生长繁殖，大部分食品的pH值都在此范围内，如奶类、畜禽肉、水产、禽蛋、大部分果蔬等。

6. 氧气 有些细菌需要氧气才能生长繁殖（需氧菌），有些则不需要（厌氧菌），还有一些在有氧和无氧条件下都能生长（兼性厌氧菌），大部分的食物中毒致病菌属兼性厌氧菌。厌氧菌在罐头等真空包装的食品中生长良好，大块食品（如大块烤肉、烤土豆）及一些发酵酱类的中间部分也存在缺氧条件，适合厌氧菌生长繁殖。

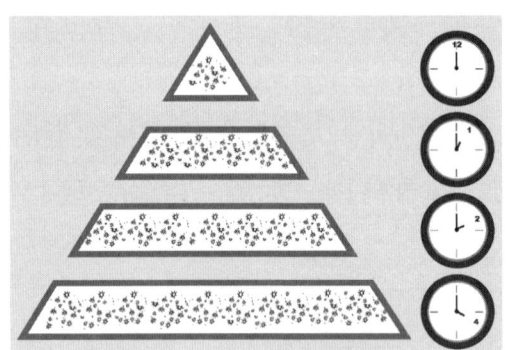

图3-2　细菌分裂增殖方式

细菌通过1个分裂成2个的方式快速增殖，这个过程被称为二分裂（图3-2）。由于在适合的条件下，细菌只需要10~20分钟就可以分裂1次，因此1个细菌经过4~5小时就能繁殖到数以百万计的数量，足以使人发生食物中毒。

（五）细菌的芽胞和毒素

某些细菌在缺乏营养物质和不利的环境条件下，可形成芽胞。芽胞对高温、紫外线、干燥、电离辐射和很多有毒的化学物质都有很强的抵抗能力。

芽胞不能生长繁殖，没有明显的代谢作用，通常不会对人体产生危害，但一旦环境条件合适，如经热触发后在营养充分的条件下，长时间处于危险温度带，便可以重新萌发成可对人体产生危害的细菌（称为繁殖体）（图3-3）。可产生芽胞的细菌在食物中毒方面具有特殊意义，因为这类细菌通常能够在烹饪温度中存活下来。常见的能产生芽胞的致病菌有肉毒梭状芽胞杆菌、蜡样芽胞杆菌、产气荚膜梭状芽胞杆菌等。

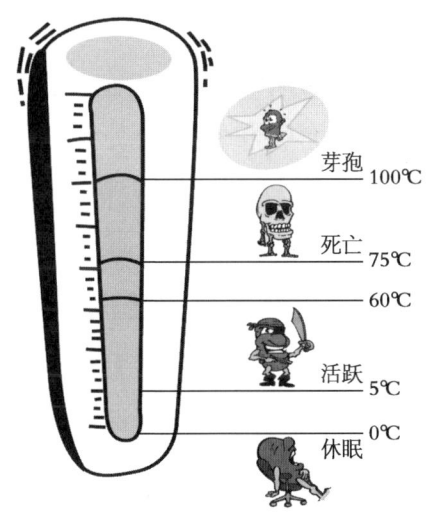

芽胞在适合条件下，可萌发为致病的繁殖体。防止细菌芽胞转变为繁殖体的措施包括：①将食品保存温度控制在危险温度带之外。②食品加热或冷却时以最短的时间通过危险温度带。

图3-3　芽胞在不同温度下的活性

许多病原菌可产生使人致病的毒素，大多数毒素在通常的烹饪温度条件下即被分解，但有些毒素（如金黄色葡萄球菌产生的肠毒素）具有耐热性，一般的烹饪方法不能将其破坏，因此污染了此类毒素的食品危险性极大。

细菌产生毒素需要一定的温度条件，温度越适宜，毒素产生的速度就越快。

（六）控制细菌的生长繁殖

营养、温度、时间、相对湿度、酸度、氧气等都是细菌生长繁殖的要素，其中的任一项得到控制，细菌就不再生长。由于改变食品中的营养成分是不现实的，在实际情况下通常采取的措施有：①加入酸性物质使食品酸度增加；②加入糖、盐、酒精等使食品中的水分活性降低；③使食品干燥以降低水分活性；④低温或高温保存食品（在危险温度带之外）；⑤使食品在危险温度带滞留的时间尽可能短。

（七）食品腐败变质

食品的腐败变质是指食品在一定环境因素影响下，由微生物的作用而引起食品成分和感官性状发生改变，并失去食用价值的一种变化。

食品腐败变质的原因如下。

1. 食品本身的组成和性质　动、植物食品本身含有各种酶类。在适宜温度下酶类活动增强，使食品发生各种改变，如新鲜的肉和鱼的后熟，粮食、蔬菜、水果的呼吸作用，这些作用可引起食品组成成分分解，加速食品的腐败变质（图3-4、3-5）。

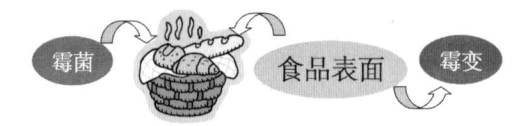

图3-4　食物霉变过程

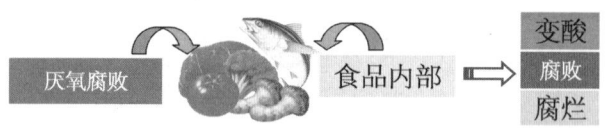

图3-5　食物腐败过程

2. 易腐败变质的食品　畜禽肉类、鲜鱼虾、蛋类和牛奶等动物性蛋白食品；大部分水果和蔬菜等植物性生鲜食品；鱼、贝、肉等的烹调食品；开过罐的罐头食品、米饭、面包和面类食品；馅类食品、盒饭快餐、色拉类、凉拌菜等大部分日常食品。

3. 环境因素　主要有气温、相对湿度、紫外线和氧等。环境温度不仅可加速食品内的一切化学反应过程，而且有利于微生物的生长繁殖。水分含量高的食品易于腐败变质。紫外线和空气中的氧均有加速食品组成物质氧化分解作用，特别是对油脂作用尤为显著。

相关链接　烂白菜

　　腐烂的大白菜中的硝酸盐转化为亚硝酸盐，能使血液中的低铁血红蛋白氧化成高铁血红蛋白，使人体发生严重缺氧而引起头痛、头晕、恶心、腹胀等，严重者会抽筋、昏迷，甚至有生命危险。

　　4. 微生物的作用　在食品腐败变质中起主要作用的是微生物（图3-6），除一般食品细菌外尚包括酵母与真菌，但在一般情况下细菌常比酵母占优势。微生物本身具有能分解食品中特定成分的酶，一种是细胞外酶，可将食物中的多糖、蛋白质水解为简单的物质；另一种是细胞内酶，能将已吸收到细胞内的简单物质进行分解，产生的代谢产物使食品具有不良的气味和味道。

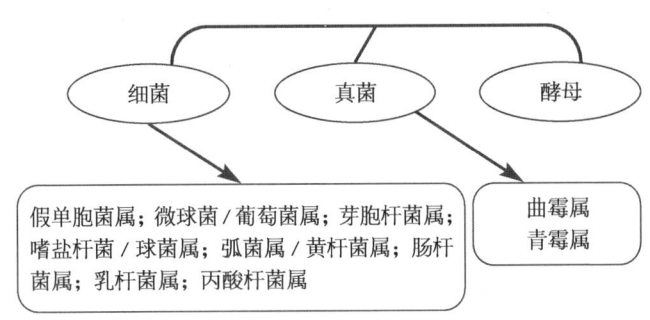

图3-6　导致食物腐败变质的微生物

相关链接　发黄的银耳　长斑红薯

　　变质发黄的银耳是受黄杆菌污染所造成，吃了可引起头晕、腹痛和腹泻等中毒现象。

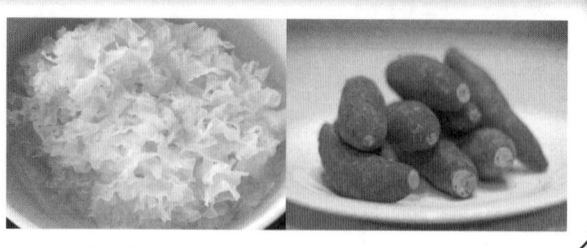

红薯上长黑斑，是由于感染黑斑菌所致，吃后易中毒。

（八）食品腐败变质的化学过程与鉴定指标

食品腐败变质实质上是食品中的营养成分的分解过程，其程度常因食品种类、微生物的种类和数量以及其他条件的影响而异。

1. 食品中蛋白质的分解　肉、鱼、禽、蛋和大豆制品等富含蛋白质的食品，主要是以蛋白质分解为其腐败变质的特性。蛋白质在微生物酶的作用下，分解为组胺、酪胺、尸胺和腐胺，后两者均具有恶臭（图3-7）。

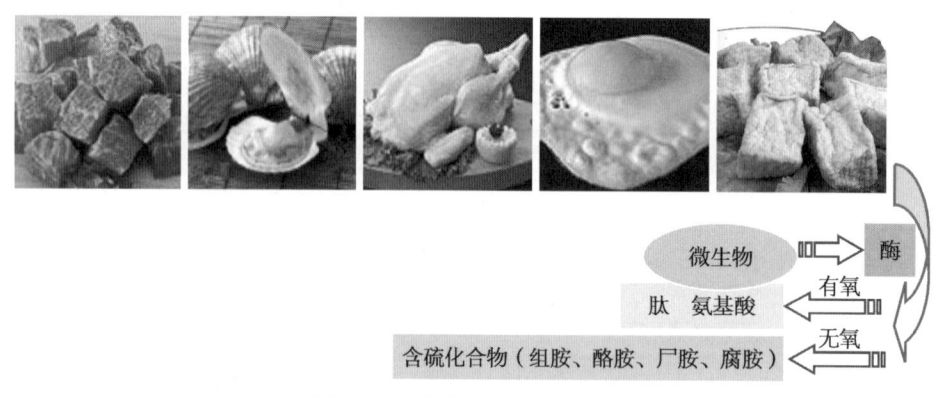

图3-7　食物蛋白质的分解

2. 食品中脂肪的酸败　食用油脂与食品脂肪的酸败（图3-8）受脂肪酸饱和程度、紫外线、氧、水分、天然抗氧化物质以及食品中微生物的解脂酶等多种因素的影响。食品中的中性脂肪分解为甘油和脂肪酸，脂肪酸可进一步断链形成酮和酮酸，多不饱和脂肪酸可形成过氧化物，进一步分解为醛和酮酸，这些产物都有特殊的臭味。

过氧化值和酸价是脂肪酸败的常用指标。醛、酮等羰基化合物能使酸败油脂带有"哈喇味"。这些都是油脂酸败较为敏感和实用的指标。

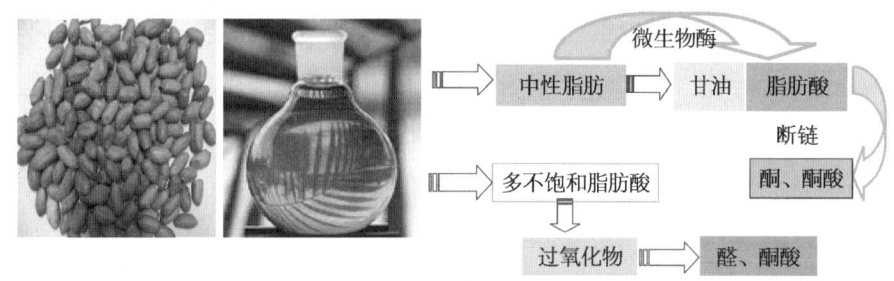

图3-8　食物油脂的分解

3. 食品中碳水化合物的分解　含碳水化合物较多的食品主要是粮食、蔬菜、水果、糖类及其制品。这类食品在细菌、真菌和酵母所产生的相应酶作用下发酵或酵解，生成双糖、单糖、有机酸、醇、羧酸、醛、酮、二氧化碳和水（图3-9）。当食品发生以上变化时，食品的酸度升高，并带有甜味、醇类气味等。

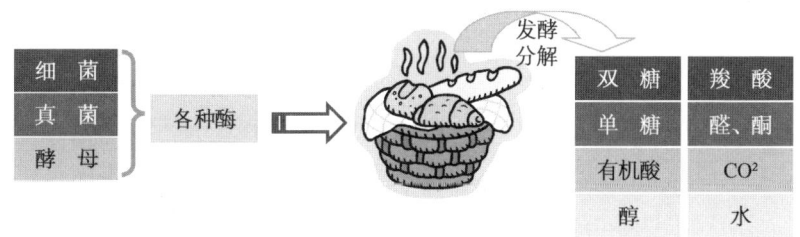

图3-9　食物碳水化合物的分解

（九）食品腐败变质的卫生学意义

食品腐败变质时，首先使感官性状发生改变，如刺激气味、异常颜色、酸臭味以及组织溃烂、黏液污染等。其次食品成分分解，营养价值严重降低，不仅蛋白质、脂肪、碳水化合物，而且维生素、无机盐等也有大量破坏和流失。腐败变质的食品一般都有严重的微生物污染，菌相复杂、菌量增多，因而增加了致病菌和产毒真菌存在的机会，极易造成肠源性疾病和食物中毒。

至于食品腐败后的分解产物是否对人体有直接毒害，迄今仍不明确。但食用腐败食品后中毒的报道却越来越多，如某些鱼类的腐败产物组胺与酪胺引起的过敏反应、血压升高；脂质过氧化分解产物刺激胃肠道而引起胃肠炎；食用酸败的油脂引起食物中毒等。腐败的食品还可为亚硝胺类化合物的形成提供大量的胺类（如二甲胺）。有机酸类和硫化氢等一些产物虽然在体内可以进行代谢转化，但如果在短时间内大量摄入，也会对机体产生不良影响。

（十）食品腐败变质的控制措施

1. 低温防腐　低温可抑制微生物的繁殖，降低酶的活性和食品内化学反应的速度，使组织自溶和营养素的分解变慢，但并不能杀灭微生物，也不能将酶破坏，食品质量变化并未完全停止，因此保藏时间应有一定的期限。一般情况下，肉类在4℃可存放数天，0℃可存放7~10天，–10℃以下可存放数月，–20℃可长期保存。但鱼类如需长期保存，则需在–30~–25℃为宜。

2. 高温灭菌防腐　食品经高温处理，可杀灭其中绝大部分微生物，并可破坏食品中的酶类。如结合密闭、真空、迅速冷却等处理，可明显地控制食品腐败变质，延长保存时间。高温灭菌防腐主要有高温灭菌法和巴氏消毒法两种。

3. 脱水与干燥防腐　将食品水分含量降至一定限度以下（如细菌为10%以下，真菌为13%~16%以下，酵母为20%以下），微生物则不易生长繁殖，酶的活性也受抑制，从而可以防止食品腐败变质。

4. 提高渗透压防腐 常用的有盐腌法和糖渍法。盐腌法可提高渗透压，使微生物处于高渗状态的介质中，令菌体原生质脱水收缩并与细胞膜脱离而死亡。食盐浓度为8%~10%时，可停止大部分微生物的繁殖，但不能杀灭微生物。杀灭微生物需要食盐的浓度达到15%~20%。糖渍食品是利用高浓度（60%~65%以上）糖液，作为高渗溶液来抑制微生物繁殖。

5. 提高氢离子浓度防腐 大多数细菌一般不能在pH4.5以下正常发育，故可利用提高氢离子浓度的办法进行防腐。提高氢离子浓度的方法有醋渍和酸发酵等，多用于各种蔬菜和黄瓜。醋渍法是向食品内加醋酸，酸发酵法是利用乳酸菌和醋酸菌等发酵产酸来防止食品腐败。

6. 添加化学防腐剂 化学防腐剂属于食品添加剂，常见的有苯甲酸及其钠盐、山梨酸及其钠盐、亚硫酸及其盐类以及对羟基苯甲酸酯类等。

7. 辐照保藏防腐 食品辐照保藏是20世纪40年代开始发展起来的一种新兴的保藏技术，主要利用^{60}Co、^{137}Cs产生的γ射线及电子加速器产生的电子束作用于食品进行灭菌、杀虫、抑制发芽，从而达到食品保鲜并延长食品保存期限的目的。

（十一）食品细菌污染指标及其卫生学意义

评价食品卫生质量的细菌污染指标常用菌落总数和大肠菌群表示。

1. 菌落总数 菌落总数是指被检测样品单位质量（克）、单位容积（毫升）或单位表面积（平方厘米）内，所含能在严格规定的条件下（培养基、pH值、培养温度与时间、计数方法等）培养所生长的细菌菌落总数。

29

食品中细菌主要来自食品生产、运输、储存、销售各环节的外界污染，它反映食品卫生质量的优劣以及食品卫生措施和管理情况。测定食品中菌落总数可以判断食品清洁状态标志和预测食品的耐保藏性。我国和许多国家的食品卫生标准中规定各类食品的菌落总数最高允许限量，以提高食品的清洁状态。

食品中细菌在繁殖过程中可分解食物成分，所以，食品中细菌数量越多，食品腐败变质的速度就越快。例如，菌落在牛肉中达到 10^5/平方厘米时，在 0℃ 可保存 7 天，而当菌落在 10^3/平方厘米时，在同样条件下可保存 18 天；鱼中菌落在 10^5/平方厘米时，在 0℃ 可保存 6 天，而在 10^3/平方厘米时可保存 12 天。

2. 大肠菌群　大肠菌群现已被多数国家，包括我国在内用作食品卫生质量鉴定指标。大肠菌群包括肠杆菌科的埃希菌属、柠檬酸杆菌属和克雷白菌属。这些细菌属革兰阴性杆菌，系直接或间接来自人和温血动物肠道；需氧与兼性厌氧；不形成芽胞；在 35~37℃ 下能发酵乳糖并产酸产气。仅极个别菌种例外。食品中检出大肠菌群，表明食品曾受到人和动物粪便的污染。但大肠菌群是嗜中温菌，5℃ 以下基本不能生长，所以对低温菌占优势的水产品，特别是冷冻食品未必适用。因而，近年来有人开始研究以肠球菌（链球菌科）作为粪便污染指示菌。

三、食源性疾病与食物中毒

（一）食源性疾病的概念

根据 WHO 的定义，食源性疾病是指由摄食进入人体内的各种致病因子引起通常具有感染性质或中毒性质的一类疾病。食源性疾病包括3个基本要素，即传播疾病的媒介是食物；食源性疾病的致病因子是食物中的病原体；临床特征是急性中毒性或感染性表现。

食源性疾病源于传统的食物中毒，但随人们对疾病认识的深入和发展，其范畴在不断扩大。它既包括传统的食物中毒，还包括经食物而感染的肠道传染病、食源性寄生虫病以及由食物中有毒、有害污染物所引起的中毒性疾病。据2012年一项食源性疾病主动监控显示，我国平均6.5人中就有1人患过食源性疾病，全国每年有2亿人遭受过致病微生物引起的食品安全问题。此外，由食物营养不平衡所造成的某些慢性退行性疾病（心脑血管疾病、肿瘤、糖尿病等）、食源性变态反应性疾病、食物中某些污染物引起的慢性中毒性疾病等也属此范畴。

（二）食物中毒

食物中毒系指摄入含有生物性、化学性有毒有害物质的食品或把有毒有害物质当作食品摄入后所出现的非传染性（不同于传染病）的急性、亚急性疾病。食物中毒属食源性疾病的范畴，是食源性疾病中最为常见的疾病。

食物中毒既不包括因暴饮暴食而引起的急性胃肠炎、食源性肠道传染病（如伤寒）和寄生虫病（如旋毛虫），也不包括因一次大量或长期少量多次摄入某些有毒、有害物质而引起的以慢性毒害为主要特征（如致癌、致畸、致突变）的疾病。

（三）引起食物中毒的食品

（1）被致病菌和（或）毒素污染的食品。

（2）被有毒化学品污染的食品。

相关链接 有害"食物"

胖大的豆芽： 用化肥发的豆芽都是又白又胖，其中残留大量的氨，在细菌的作用下，会产生亚硝铵，大量食用会引起头昏、恶心、呕吐。

无根豆芽： 在生产过程中，多施用除草剂使生长出来的豆芽没有根。而除草剂中含有使人致癌、致畸和致突变的有害物质。或生产过程中使用了无根豆芽素（无根剂），一种能使豆芽细胞快速分裂激素类农药，对人体有致癌、致畸作用。

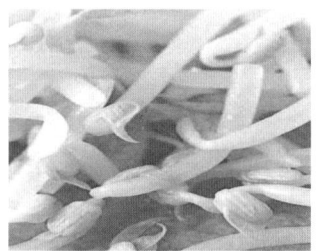

毒蕈： 外观与食物相似而本身含有有毒成分的物质。

河豚： 本身含有有毒物质，而加工、烹调不当未能将毒物去除，则可引起中毒。

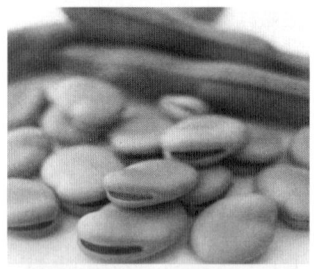

新鲜的蚕豆： 有的人食后会引起过敏性溶血综合征，出现全身乏力、贫血等症状。

霉变粮食： 由于储存条件不当，在储存过程中产生有毒物质。

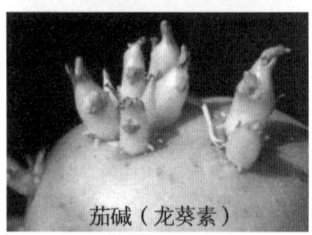

茄碱（龙葵素）

发芽的土豆： 发芽土豆（马铃薯）的嫩芽和变成绿色的皮中龙葵碱含量很高，食用易导致恶心、呕吐、头昏等中毒症状。因此，发芽和表皮发绿的马铃薯不宜食用。

（四）食物中毒的分类

1. 细菌性食物中毒 指摄入含有细菌或细菌毒素的食品而引起的食物中毒。最多见的一类，发病率较高，病死率较低。有明显的季节性，5~10月最多见。

2. 真菌及其毒素食物中毒 指食用被真菌及其毒素污染的食物而引起的食物中毒。主要由被真菌污染的食品引起，用一般烹调方法加热处理不能破坏食品中的真菌毒素。发病率较高，病死率也较高，发病的季节性及地区性均较明显，如霉变甘蔗中毒常见于初春的北方。

3. 动物性食物中毒 指食用动物性有毒食品而引起的食物中毒。发病率及病死率较高。

引起动物性食物中毒的食品主要有两种：①将天然含有有毒成分的动物当作食品；②在一定条件下产生大量有毒成分的动物性食品。我国发生的动物性食物中毒主要是河豚中毒，近年来其发病率有上升趋势。

4. 有毒植物中毒 指食用植物性有毒食品引起的食物中毒，如含氰苷果仁、木薯、菜豆、毒蕈等引起的食物中毒。发病特点因引起中毒的食品种类而异，如毒蕈中毒多见于春、秋暖湿季节及丘陵地区，多数病死率较高。

5. 化学性食物中毒 指食用化学性有毒食品引起的食物中毒。发病的季节性、地区性均不明显，但发病率和病死率均较高，如有机磷农药、鼠药、某些金属或类金属化合物、亚硝酸盐等引起的食物中毒。

相关链接　兰州自来水苯含量超标20倍

　　2014年4月11日，兰州某集团公司出厂水及自流沟水样检出苯含量严重超标。4月10日17时，出厂水检测苯含量118微克/升，22时自来水一分厂、二分厂中间段自流沟检测苯含量170微克/升。4月11日2时，苯检测值为200微克/升（国家标准10微克/升）。

　　苯对人体健康的危害：苯是一种略带芳香味的有机溶剂，在溶解性涂料、油漆及各种粘胶中广泛使用。苯是致癌物质，主要损害人的中枢神经及肝功能。医学研究表明：苯可以危及血液及造血器官，易引起白血病、败血症等疾病。苯对造血系统造成危害，可导致人体（特别是孕妇）贫血、感染、皮下出血等。长期低浓度暴露会伤害听力，导致头痛、头昏、疲劳乏力、面色苍白、视力减退及平衡功能失调等问题。苯能使胎儿畸形，罹患先天性疾病。皮肤反复接触导致红肿、干燥、起水疱，对人体有致癌作用，尤其是对孕妇和胎儿影响严重，可致使胎儿患白血病等（图3-10）。

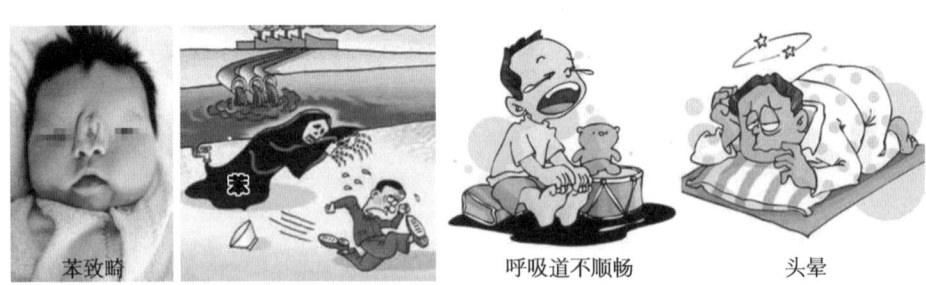

苯致畸　　　　　　　　　　　　呼吸道不顺畅　　　　　头晕

图3-10　苯对人体健康的危害

动物性食品为引起细菌性食物中毒的主要食品，其中畜肉类及其制品居首位，禽肉、鱼、乳、蛋类也占一定比例。

植物性食物，如剩饭、米糕、米粉等易出现由金黄色葡萄球菌、蜡样芽胞杆菌等引起的食物中毒。

（五）细菌性食物中毒发生的原因及条件

细菌性食物中毒的发生都是由3个条件作用而引起的。

1. 食物被细菌污染　即食品在生产、加工、储存、运输及销售过程中受到细菌污染。污染的途径主要有：用具等污染各种工具、容器及包装材料等不符合卫生要求，带有各种微生物，从而造成食品的细菌污染。生熟食品的交叉污染：①加工食品用的刀案、揩布、盛器、容器等生熟不分，如加工或盛放生食品后未彻底清洗消毒即用作加工或盛放直接入口的熟食品，致使工具、容器上的细菌污染直接入口的食品，引起中毒。②生熟食品混放或混装造成两者之间的交叉污染。

从业人员卫生习惯差或本身带菌从业人员卫生习惯差，接触食品时不注意操作卫生，会使食品重新受到污染，食品发生变质而引起食物中毒。如果从业人员本身是病原体携带者，则危害性更大，病原体随时都有可能污染食品，引起消费者食物中毒或传染病的传播、流行。从业人员带菌污染食品往往有多种情况：①从业者患有某种传染病（呼吸道及消化道传染病等），通过自然腔道向体外排菌污染食品。②从业者为健康携带者。③从业者患有各种皮肤病如皮肤渗出性、化脓性疾病及各种体癣等。

食品生产及储存环境不卫生使食品容易受苍蝇、老鼠、蟑螂等害虫叮爬和尘埃污染，从而造成食品的细菌污染。

2. 食品水分含量高且储存方式不当　水分是微生物生长繁殖

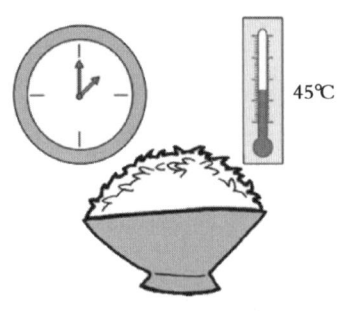

图3-11 食物存储温度、时间控制不当

的必要条件。一般含水量高的食品受细菌污染后易发生腐败变质。

被细菌污染的食品，若在较高的温度下存放，尤其是放置时间过长则为细菌的大量繁殖及产毒创造了良好的条件。通常情况下，熟食被污染后，在室温下放置3~4小时，有的细菌就繁殖到中毒量（图3-11）。

相关链接　食物存储与保鲜、安全的相关性

　　食品存储的冷藏温度：鲜肉、禽类、鱼类、乳品<5℃；鲜蛋、活的贝类<7℃；新鲜蔬菜、水果5~7℃；定型包装食品拆封后<5℃。

　　新鲜蔬菜、水果呼吸释放水及CO_2，冷藏时应保持空气流通，包装薄膜袋扎些小孔，以保持新鲜。

　　生食或半生食鱼类，加工前需冷冻，杀死部分寄生虫。

3. 食品在食用前未被彻底加热　被细菌污染的食品，食用前未经加热或加热时间短或加热温度不够，则不能将食品中的细菌及毒素全部杀灭破坏，导致食物中毒。

案例　河南周口一幼儿园214人食物中毒

　　2009年6月21日，周口发生一起食物中毒事件，经流行病学调查中毒者214人。中毒原因是幼儿园食物制作室操作环节被细菌污染。

（1）沙门菌属食物中毒：

1）存在：沙门菌主要存在于动物肠道，如禽类、牲畜、鸟类、昆虫的肠道中，也存在于人类的肠道中。在自然界存在于水、土壤、昆虫、工厂表面、厨房表面、动物粪便、生肉、生海产品等环境中。

2）种类：两个种，肠道沙门菌和邦戈沙门菌，有2 000多个血清型。常见引起食物中毒的有鼠伤寒沙门菌、肠炎沙门菌、猪霍乱沙门菌和婴儿沙门菌等。

3）相关的食品：生肉、禽、蛋、乳和乳制品、鱼、虾、青蛙、酵母、椰子、酱油和色拉调味品、糕点、花生、可可粉、巧克力等食品都可受到污染。

对人类来说，鸡蛋、禽肉、肉类和肉制品是传播沙门菌的最常见食物载体。

4）控制措施：因为食品的沙门菌污染主要来源于动物，所以减少动物携带沙门菌是最根本的措施。热加工，沙门菌对热敏感，普通的巴氏消毒和烹饪条件就足以杀死沙门菌。像其他微生物一样，随着水分子活度的降低，沙门菌的热耐受性明显提高。在热处理产品中沙门菌的出现通常是由于加工后的污染造成的。

酸化或降低水分活度的方法消除食品中的沙门菌。香肠发酵过程中酸和氯化钠是造成其中沙门菌死亡的主要原因。在蛋黄酱和色拉调味料中造成沙门菌死亡的主要因素是酸，其次是水分子活度的降低。这些因素对控制发酵奶、肉和蔬菜中沙门菌非常有效。高水分、易腐食品通常置于冷藏或冷冻条件下，尽管冷藏和冷冻对沙门菌有一定致死作用，但沙门菌在冷冻食品中长时间存活。

当购买的食品可能受沙门菌污染时，可采取预防沙门菌病发生的措施，这些食品安全措施包括避免交叉污染、彻底烹饪食品、将食品保藏在正确的温度等。

（2）副溶血性弧菌食物中毒：

1）存在：副溶血性弧菌存在近海的海水、海底沉积物和鱼类、贝类等海产品中。

2）中毒：在沿海地区的夏秋季节，食用大量被此菌污染的海产品可引起爆发性食物中毒。在非沿海地区，食用此菌污染的腌菜、腌鱼、腌肉等也常有中毒事件发生。

3）相关的食品：海产品中毒的食物中以各种海鱼和贝蛤类为多见，受到污染的海产品如保藏不当，细菌就会繁殖，增加感染的危险。食用生的或烹饪欠熟的或再污染的海鱼、贝类和甲壳类动物都会导致感染。

4）控制措施：预防人感染最重要的措施是加强饮食卫生，预防细菌在未烹饪食品中的繁殖，以及预防烹饪食品的重污染。患有糖尿病、肝硬化以及免疫力低下的个体应避免生食海产品。

对可疑污染食品应迅速冷藏或冷冻，这样可以减少食品中副溶血性弧菌的数量，加热可以有效杀死该细菌，避免生食或食用未熟透的食品，适当的烹饪及避免再污染可以有效保证海产品的安全。

（3）产单核细胞李斯特菌食物中毒：产单核细胞李斯特菌属于李斯特菌属，该属中只有单核细胞李斯特菌对人致病，引起李斯特菌病。李斯特菌病是一种特殊形式突发性中毒症状，除人外，许多动物也常患此病。

产单核细胞李斯特菌在自然界分布广泛，可以在腐烂的植物、土壤、动物粪便、污水、青储饲料中发现。

案例 肯德基等快餐冰块菌落超标

据《京华时报》报道，有媒体称，英国超过六成的餐饮连锁店提供的冰块细菌总量，甚至超过取自马桶的水。

央视记者分别从麦当劳崇文门店、肯德基崇文门店、真功夫崇文门店买来可食用冰块，同时抽取马桶水样，送往北京理化中心进行对比检测。

检测结果发现肯德基、真功夫的冰块，菌落数量高于国家标准，且高于马桶水数倍。检测结果显示麦当劳崇文门店冰块为120/毫升，高于国家标准，低于马桶水；真功夫冰块菌落总数900/毫升，高于国家标准8倍，高于马桶水5倍；肯德基食用冰块菌落总数高达2 000/毫升，高于国家标准19倍，高于马桶水12倍。

1）相关食品：常见于土壤、蔬菜和水，因而人和动物也常携带此菌。产单核细胞李斯特菌在土壤和植物中可以存活很长时间，细菌可以通过饲料进入奶等动物产品。其生存与温度有关，低温有利于生存，这在食物链中非常重要。

奶酪、凉拌卷心菜、热狗、禽肉等是引起李斯特菌病的常见食品。

2）控制措施：由于产单核细胞李斯特菌可以在冷藏温度下生长，为控制李斯特菌病的发生，应特别注意所谓的高危食品，即熟食，特别是熟肉制品。

由于产单核细胞单核细胞李斯特菌常出现于奶和奶制品，应重视奶的巴氏消毒，更应防止发生消毒后的再污染。

（4）大肠埃希菌食物中毒：

1）生物学特性：大肠埃希菌（图3-12）是人和大多数温血动物肠道中的正常寄居菌，大肠埃希菌在婴儿及初生动物出生后数小时或数天便进入其消化道，最终定居于大肠并大量繁殖，以后便终身存在，成为构成肠道正常菌群的一部分，并具有重要的生理功能。

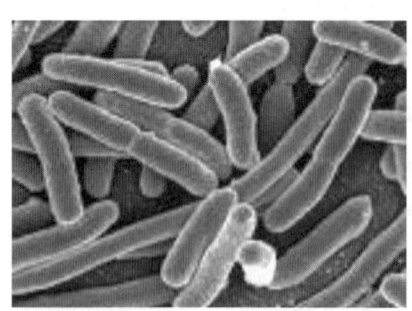

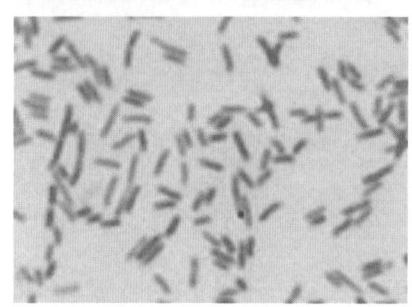

图3-12　大肠埃希菌

但有些菌株可以引起人的腹泻等疾病，而且大肠埃希菌在环境卫生和食品卫生学中作为受粪便污染的重要指标。

任何受粪便污染的食品都可能引起食物中毒。烹饪欠熟的或生的汉堡包（碎牛肉）几乎与所有大肠埃希菌 O_{157} 病暴发及散发病例的发生有关，生奶也是重要的传播载体，果汁、发酵香肠、酸奶、蔬菜等也可以是传播途径。

2）控制措施：大肠埃希菌比较容易侵袭少年儿童，所以要采取一些特殊的措施。大肠埃希菌对热比较敏感，在正常的食物烹饪过程中会被杀死，因此即使污染也不会引起食物中毒。在使用绞碎的牛肉泥制作馅饼时，推荐的加热温度至少要使饼中心的温度达到6℃ 3~4小时以上。维持时间至少要15秒，汉堡包和其他肉类食品在4.4~60℃下不能存放。

（5） $O_{157}:H_7$ 大肠埃希菌食物中毒：

1）生物学特性： $O_{157}:H_7$ 大肠埃希菌（图3-13）是致泻性大肠埃希菌中肠出血性大肠埃希菌的一种最常见的血清型，可寄宿于牛、猪、羊、鸡等家畜、家禽的肠内，一旦侵入人的肠内，便依附肠壁，产生类志贺样毒素和肠溶血毒素，导致人类发生出血性结肠炎和溶血性尿毒综合征。

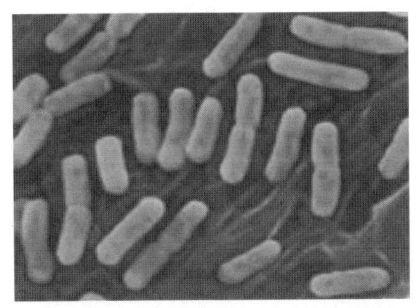

对细胞破坏力极大，主要侵犯小肠远端和结肠，引起肠黏膜水肿出血，同时可引起肾脏、脾脏和大脑的病变。该菌耐低温怕高温，60℃20分钟可灭活；耐酸不耐碱；对氯敏感。

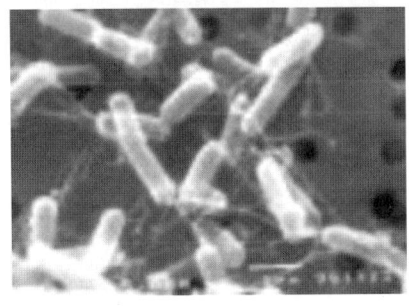

图3-13　O_{157}:H_7大肠埃希菌

2）预防措施：停止食用可疑中毒食品。不吃生的或加热不彻底的牛奶、肉等动物性食品。不吃不干净的水果、蔬菜。剩余饭菜食用前要彻底加热。防止发生食品生熟交叉污染。养成良好的个人卫生习惯，饭前便后洗手。避免与患者密切接触，或者在接触时应特别注意个人卫生。提倡体育锻炼，提高身体素质，增强机体免疫力，以抵御细菌的侵袭。特别要注意保护年老体弱等免疫力低下的人群。

（6）肠出血性肠炎：

1）肠出血性大肠埃希菌：是罕见血清型大肠埃希菌的一种，呈地方性或食物性暴发。有些大肠埃希菌可产生志贺菌样毒素，引起溶血性尿毒综合征，急性肾功能不全和血小板减少，成人预后较差。许多人发生慢性肾炎，需长期透析或肾移植，还能引起败血症、肺炎、腹膜炎。

2）预防——把住入口关：肠出血性大肠埃希菌主要寄生在牛、羊等家畜和其他反刍动物体内。人类主要食用因被人、畜污染的食物，如未经烹调或烹调不彻底的肉馅制品或未经消毒的牛奶、受人及畜污染的水、蔬菜等。

饭菜食用前要充分加热，饭前便后洗手，避免生食未彻底洗净的蔬菜、水果，易变质的食品要冷藏，食物煮熟后要尽快食用，剩菜饭食用前要彻底加热，不食用变质食物。

相关链接　话说净水器

上海市消保委2016年7月22日公布的比较试验结果

22个被抽样的市售净水器，9件有问题。

2件密闭浸泡纯水24h后重金属析出量超标。

17件被抽样的市售硅藻泥装饰壁材，有3件放射性水平超过国家强制性标准的限值，根本不能用作装修材料。

净水器镉析出超标16.8倍

一款1 600元/台"立升"净水超滤机（海南某有限公司生产，型号：LH3-8Ad。将纯水注入该净水器，密闭浸泡24小时，水中镉增量0.008 9毫升/升，超过国家强制标准16.8倍。

另一款市场价600元/台的厨下超滤净水器（杭州某净水系统有限公司生产。型号：JYW-HC1565WV），经过相同试验，铅增量超标1.56倍。

硅藻泥放射性超标45.38倍

我国强制性标准《建筑材料放射性核素限量》规定。

由上海某环保科技有限公司生产的"殴特饰佳"硅藻泥，内照射指数超标2.9倍，外照射指数超标45.38倍。

哈尔滨某电子技术有限公司生产的"云泉"硅藻泥、厦门某建材有限公司监制（进口）"硅藻君"批刮型硅藻泥，都存在内、外照射指数超标问题。

 **提 示**

注意变种的大肠埃希菌对人类的危害。

（7）空肠弯曲菌食物中毒：属于弯曲菌属，有13个种，广泛分布于动物界，可引起动物和人的腹泻、胃肠炎和肠道外感染。对人致病的有空肠弯曲菌、大肠弯曲菌和胎儿弯曲菌，以空肠弯曲菌最重要。

1）相关食品：弯曲菌是许多野生动物和家畜胃肠道中的无害细菌，研究表明30%~100%的禽、40%~68%的牛、76%的猪的肠道中携带此菌。因此，弯曲菌常出现于未加工的动物源性食品。半数弯曲菌肠炎患者与食用烹饪欠熟的鸡肉或受到鸡肉交叉污染的其他食品有关。

2）控制措施：空肠弯曲菌和其他弯曲菌在食品中不能生长，对环境抵抗力差，采取巴氏杀菌或脱水加工处理。

接触过生肉或其他可能受到污染的食品的用具、设备、案板，如不经适当的清洗和消毒，易造成食品交叉污染，应予以避免。

尽管空肠弯曲菌在食品中不能很好地生存，但冷藏可以延长其存活时间，冷冻可以减少弯曲菌的数量，但少部分可以存活数月之久。

（8）金黄色葡萄球菌食物中毒：葡萄球菌（图3-14）广泛分

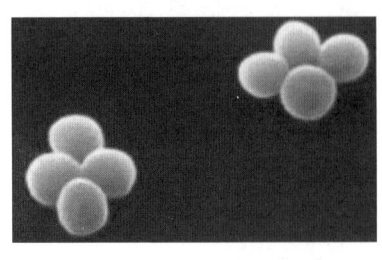

图3-14　金黄葡萄球菌

布于自然界，如空气、水、土壤、饲料和一些物品上，还常见于人和动物的皮肤及与外界相通的腔道中。可分为3种：①腐生葡萄球菌，一般不致病；②表皮葡萄球菌，有时可致病；③金黄色葡萄球菌，多为致病菌。

葡萄球菌在冷藏环境中不易死亡。金黄色葡萄球菌分解蛋白，但通常不产生异味，食品仍保持正常的现象，因此该细菌或其毒素在食品中的出现不能用感官方法检测出来。

1）相关的食品：金黄色葡萄球菌通常存在于鼻孔、咽喉、头发、皮肤（手指）和食品加工人员创伤感染部位等。该菌也常出现于动物的皮肤和毛皮，可通过屠宰时的交叉污染使食品污染。乳牛的乳腺炎也由该菌引起，如乳液中的菌数多而处理不当，就会使病菌扩散，污染其他食品。

2）特性：金黄色葡萄球菌可以在许多食品中生长，主要是蛋白质丰富的食品，如肉和肉制品、奶和奶制品、禽肉、鱼及其制品、奶油沙司、色拉酱（火腿、禽、土豆等）、布丁、奶油面包等。通常未被金黄色葡萄球菌污染的食品其他细菌生长迅速，因此生的食品引起的食物中毒一般不是金黄色葡萄球菌。但在烹饪过的食品，消除了生的食品中正常的竞争性细菌，污染的金黄色葡萄球菌便会生长。

案例　冷冻食品中的金黄色葡萄球菌

2011-10-19 13:43:41 《法制晚报》

本报讯（记者孙宇）在市食品办公布的新一期下架名单中，

某知名品牌三鲜水饺被检出可引起肺炎的金黄色葡萄球菌，现该批次水饺已经被全市停止销售。

金黄色葡萄球菌在食品安全检查中为不得检出，该菌是人类化脓性感染中最常见的病原菌，可引起局部化脓性感染，也可引起肺炎、假膜性肠炎、心包炎等，甚至败血症、脓毒症等全身感染。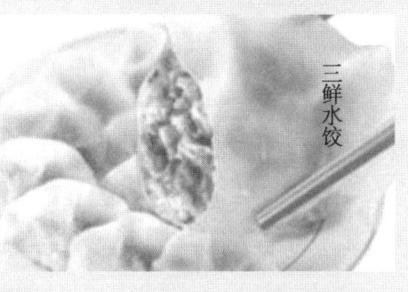

三鲜水饺

深圳新闻网讯（文/记者郭晓昊、刘俊 通讯员李璠、叶华新、穗商食）

6日从市工商部门了解到，市工商局于近期委托广州市质量监督检测研究院等专业检验机构对第三季度流通环节食品进行了抽检，发现14批次的产品有金黄色葡萄球菌，属不合格。其中，郑州某食品股份有限公司生产的"白菜猪肉水饺"及"萃玉白菜猪肉水饺"等产品就在其中。

3）控制措施：金黄色葡萄球菌引起食物中毒，需要4个条件：①食品受到产生肠毒素金黄色葡萄球菌的污染；②食品提供金黄色葡萄球菌生长的条件；③食品保持在足够高的温度下和足够长的时间条件下，细菌产生肠毒素；④食品被消费。

对前两者能做的很少，大部分食品由于各种各样的原因受金黄色葡萄球菌的污染，可以满足其生长的要求。因此，控制温度是防止金黄色葡萄球菌食物中毒的最有效的途径。事实上，大部分的金黄色葡萄球菌食物中毒暴发的原因是烹饪不当或冷藏不当。适当的热加工和烹饪，以及适当的冷藏和冷冻是最重要的控制措施。

相关链接　冬季熏醋不杀菌，却有害

醋酸确实有一定的杀菌作用，但要求的浓度比食醋所含的浓度高得多。即使用醋酸含量高的白醋，也达不到空气杀菌的效果。

由于醋酸挥发使空气酸化，对人的呼吸道有刺激作用，导致人的呼吸道分泌物增多，对慢性支气管炎、慢性阻塞性肺病、支气管哮喘患者可能导致病情加重。

（9）肉毒梭状芽胞菌食物中毒：肉毒梭状芽胞杆菌（简称肉毒梭菌），在自然界广泛分布，可引起严重毒素型食物中毒。

适宜生长温度为35℃左右，严格厌氧；在中性或弱碱性的基质中生长良好；易于杀灭。但其芽胞耐热，一般煮沸需经1~6小时，或121℃高压蒸汽4~10分钟才能杀死。它是引起食物中毒病原菌中对热抵抗力最强的菌种之一。

1）食物中毒症状和疾病的本质：肉毒梭菌引起的食物中毒为单纯的毒素型中毒（肉毒中毒），而非细菌引起的感染。

症状主要是神经末梢麻痹。潜伏期数小时，通常24小时以内发生中毒症状，也有两三天后才发病的。先有不典型的乏力、头痛等症状，斜视、眼睑下垂等眼肌麻痹症状，吞咽和咀嚼困难、口干、口齿不清等咽部肌肉麻痹症状；进而膈肌麻痹、呼吸困难、直至呼吸停止导致死亡。很少见肢体麻痹，不发热，神志清楚。病死率较高，可达30%~50%。存活病人恢复十分缓慢，从几个月到几年。

肉毒中毒发生的机制是肉毒梭菌产生剧烈的神经外毒素（肉毒毒素）。肉毒毒素对热的抵抗力较低，80℃ 20分钟或100℃ 5分钟，即可破坏其毒性。目前，已知的毒素中，肉毒毒素是毒性最强的一种，对人的致死量为0.1微克，其毒力比氰化钾大10 000倍。毒素与神经有较强亲和力，毒素能阻止乙酰胆碱的释放，导致肌肉麻痹和神经功能不全。

2）相关的食品：引起中毒的食物种类与不同地区食品保藏和食用习惯有关，加工后芽胞仍然存活于任何食品中，而且肉毒梭菌几乎在任何pH>4.6的食品中都生长并产生毒素。

引起中毒的食物，国外以罐头、香肠为主；国内由发酵豆制品（臭豆腐、豆瓣酱等）引起的占80%，发酵面制品占10%。蔬菜、鱼类、虾类、禽肉、豆类、乳类等食品也可引起肉毒中毒。

相关链接　开封的桶装水的安全问题

因为空气中的细菌含量为3 000个/平方米，所以桶装水开封后与空气接触一段时间，自然会有细菌，但不能说明桶装水不能再喝了（饮时要加热），也不能说明桶装水出现了质量问题。

但是在流行病等极端情况下，才会有致病菌通过空气进入桶装水。其他时间，空气中的细菌不会影响桶装水的饮用。

提示：

饮水机一定要摆放在通风、阴凉、避光处，不要摆放在阳光直射处，以免滋生绿藻。

桶装水开封后，秋冬季10天内饮完；春、夏季7天内饮完。

3）控制措施：利于肉毒梭菌生长和产毒的条件包括高湿度、低盐、低酸（pH>4.6），而且缺氧，没有做低温保藏。典型预防肉毒中毒的方法是通过热处理减少食品中肉毒梭菌繁殖体和芽胞的数量。冷冻储藏是至今控制肉毒梭菌生长和毒素产生的重要措施。

（10）志贺菌属食物中毒：

1）生物学特性：志贺菌属是人类细菌性痢疾最常见的病原菌（痢疾杆菌）。引起志贺菌病或细菌性痢疾包括痢疾志贺菌、福氏志贺菌、鲍氏志贺菌和宋内志贺菌。

2）相关的食品：约有20%的志贺菌病患者是经食品传播而感染的，相关的食品有色拉、海产品、水果、蔬菜、禽肉等。

污染食品冷藏不当时易引发疾病，在因食用污染食品而发生最初的感染后，疾病可以在人和人之间传播。

（11）产气荚膜梭菌食物中毒：广泛存在于土壤、人和动物肠道中，其芽胞在土壤、淤泥和其他受到人和动物粪便污染的环境中长期存活，为厌氧菌。在摄入了大量含产气荚膜梭菌的食物后引起中毒，表现为腹痛、腹胀和腹泻。污染的食物主要是肉类。

（12）蜡样芽胞杆菌食物中毒：蜡样芽胞杆菌为需氧产芽胞杆菌，正常存在于土壤、水、尘埃、淀粉制品、乳和乳制品等，食入大量细菌后才能引起中毒，中毒有呕吐和腹泻两种现象。

相关链接　抗菌皂破坏人体免疫

2016年10月8日美国食品和药物监督管理局（FDA）发布最终决议：全面禁售含19种杀菌成分的抗菌皂。

其中三氯生、三氯卡班两种成分为抗菌添加剂，被广泛用于各类香皂化妆品、清洁品中。

决议中提道：动物实验表明，三氯生改变了人体内激素的工作方式，影响正常激素调节，存在破坏人体免疫系统的风险。

目前，国内暂时没有相关管理文件出台，但是的确不建议使用所谓的抗菌皂。

注： 三氯生：学名是二氯苯氧氯酚，是一种广谱抗菌剂，除香皂、洗手液外，在牙膏中也经常添加。

实验证明，三氯生、三氯卡班可以对人体激素产生干扰（建立在长期、高浓度基础上），如果产品在符合国家规定的范围内，不会造成危害。

2015年，我国《化妆品安全技术规范》中表明三氯生、三氯卡班为化妆品准用防腐剂，最大允许浓度分别为0.3%与0.2%。低于该浓度的产品符合我国安全生产标准。

提示： 我们不必去选择所谓的抗菌产品，日常生活中人手皮肤带菌是正常的，普通细菌接触不会轻易造成感染。如果过度杀菌会造成真菌增长，同样也对人体健康不利。

我们不要混淆清洁与抗菌的概念。勤洗手是正确的好习惯，使用普通皂液在流水下冲洗即可。

只有特殊情况下：如接触医院内传染病患者、特殊耐药细菌感染患者等人群才需要进行消毒。

（六）食品真菌危害与食物中毒

1. 真菌及其毒素　广泛分布于自然界，种类繁多、数量庞大，与人类关系十分密切，有许多真菌对人类有益，而有些真菌对人类有害。

真菌毒素是真菌产生的次级代谢产物。目前已知有300多种不同的真菌毒素。对人类危害严重的真菌毒素主要有十几种，其中包括黄曲霉毒素（AFT）、赭曲霉毒素A（OA）、展青霉素（PAT）、玉米赤霉烯酮（ZEN）、橘霉素（citrinin）和脱氧雪腐镰刀菌烯（DON）等。

2. 真菌毒素中毒的特点　真菌毒素是小分子有机化合物，不是复杂的蛋白质分子，所以它不能使机体产生抗体。人和畜一次性摄入含有大量真菌毒素的食物，往往会发生急性中毒，长期少量摄入会发生慢性中毒。

产毒真菌菌株主要在谷物、发酵食品及饲料上生长并产生毒素，直接在动物性食品如肉、蛋、乳上产毒的较为少见。

而食入大量含毒饲料的动物同样可引起各种中毒症状，致使动物性食品带毒，被人食入后会造成真菌毒素中毒。

3. 真菌毒素的毒性　真菌毒素可分为肝脏毒、肾脏毒、心脏毒、造血器官毒等。人或动物摄入被真菌毒素污染的农、畜产品，或通过吸入及皮肤接触真菌毒素可引发多种中毒症状，如致幻、催吐、出血症、皮炎、中枢神经受损，甚至死亡。

动物试验和流行病学的调查结果还证实，许多真菌毒素在体内积累后可导致癌变、畸变、突变、类激素中毒和白细胞缺乏症等，对机体造成永久性损害。某些癌症以及克山病、大骨节病和地方性乳腺增生症等都与真菌毒素中毒有关。

几种真菌毒素共同污染粮谷类的现象非常普遍。研究表明，当几种真菌毒素进入机体后，可能会相互影响，即可能具有协同作用、拮抗作用或增效作用。

（1）长霉的茶叶：茶叶发霉是受了青霉、曲霉污染的结果，倘若喝了发霉的茶叶水，轻则引起头晕、腹泻，重则可以引起重要器官坏死。

（2）棕色心的甘蔗：变质的甘蔗里面呈黑、棕褐色，吃起来有酒精味。这是甘蔗受了串珠镰刀菌感染并产生了神经毒素，损伤人体中枢神经系统。

（3）发霉真空牛肉干：2011年9月28日在崂山路和南京西路两家专卖店里购买的真空包装的牛肉干是发霉的。

4. AFT的自然分布

（1）AFT的生成有两种途径：①由于收获后储存条件不当，如储藏温度高、相对湿度大、通风透气条件不良等；②由于自然环境恶劣，在收获前田间感染的，如病虫危害、土壤贫瘠、早霜、倒伏以及生长后期气候高温、潮湿多雨等所有一切对作物生长不利的条件（图3-15）。

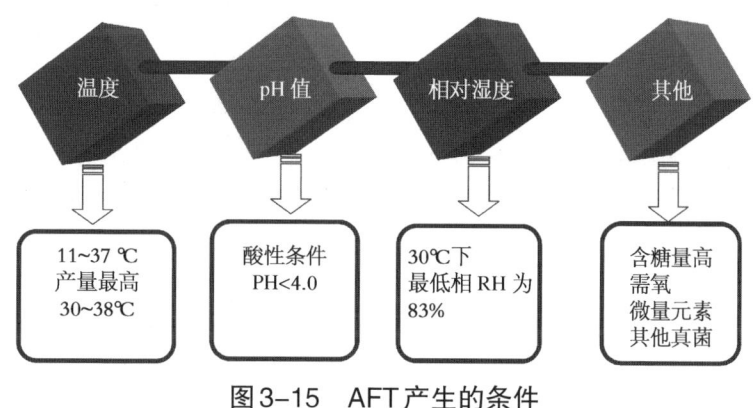

图3-15 AFT产生的条件

（2）AFT感染：遍布世界各地，但严重发生的地区主要在热带和亚热带地区。这些地区虫害严重，降雨常带来生长季节湿度过大，高温、高湿及虫害等造成黄曲霉感染几乎年年发生。稻谷是人类和畜禽的重要食物来源以及重要的工业原料，其产量约占全国粮食总产量的38.3%，大部分用于食用（约占总产量的80%）。付鹏程等（2004）采用免疫亲和柱检测体系作为调查真菌毒素的检测方法，调查了中国部分粮库中正常储藏的稻谷中的AFT，31个样品真菌毒素检测结果显示，AFT阳性率为90.32%。调查的结果说明：AFT是稻谷真菌毒素污染的优势真菌毒素。

（3）毒性及作用机制：AFT是一种强烈的肝脏毒，对肝脏有特殊亲和性并有致癌作用。它主要强烈抑制肝脏细胞中RNA的合成，破坏DNA的模板作用，阻止和影响蛋白质、脂肪、线粒体、酶等的合成与代谢，干扰动物的肝功能，导致突变、癌症及肝细胞坏死。同时，饲料中的毒素可以蓄积在动物的肝脏、肾脏和肌肉组织中，人食入后可引起慢性中毒（图3-16）。

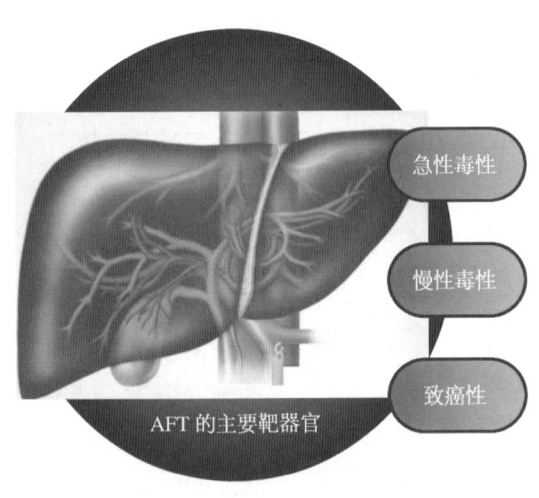

图3-16　AFT的毒性

1）急性和亚急性中毒：各种动物对AFT的敏感性不同，其敏感性依动物的种类、年龄、性别、营养状况等而有很大的差别。短时间摄入AFT的量较大时，表现为食欲缺乏、体重下降、生长迟缓、繁殖能力降低、产蛋或产奶量减少。中毒病变主要在肝脏，迅速造成肝细胞变性、坏死、出血以及胆管增生等。关于AFT的中毒机制有待进一步的研究。

2）慢性中毒：持续摄入一定量的AFT，AFT与核酸结合可引起突变而表现为慢性中毒，使肝脏出现慢性损伤、生长缓慢、体重减轻、肝功能降低，出现肝硬化。

3）致癌性：实验证明许多动物小剂量反复摄入或大剂量一次摄入都能引起癌症，主要是肝癌。有足够的证据表明，AFT是人类的致癌物质之一。根据计算，AFT B_1 致癌力为二甲基偶氮苯的900倍，比二甲基亚硝胺诱发肝癌的能力大75倍。一项对少数暴露于含有AFT灰尘的荷兰榨油工人的研究表明，工人患癌症的病死率有所增加，但没有发现因肝癌而死亡的。然而，在乌干达、瑞士、泰国和肯尼亚的早期研究中发现，AFT的估计摄入量或市场食品样品及烹制食品的AFT污染水平与肝癌的发病率呈正相关。经过30多年的努力，才确定了AFT暴露与人肝癌的关系，确立了AFT是人类致癌物。

提 示

　　AFI致癌力是二甲基偶氮苯的900倍，二甲基亚硝胺的75倍。

案例　液体乳中的AFT

　　2011年12月前后，国家质检总局抽检发现个别液体乳AFT M1超标，引起人们关注。

　　液体乳中AFT M1来源于牲畜饲料中的AFT B1。AFT B1在牲畜体内经羟基化反应转化为AFT M1并分泌于牲畜乳汁中，因为液体乳是许多人每天必吃的食物，有害物绝不允许超标。

相关链接　生活中注意预防AFT

　　选购新鲜质量良好的粮食、花生，一次不要多买，放置在通风、低温处，保持干燥、避免阳光直射。

　　无衣的花生及半粒碎粒花生特别容易生长黄曲霉，如果产生毒素，会渗入果粒内，而各种加热也不能去除或分解AFT，所以这种花生最好不吃或少吃。

　　购买炒货、花生酱、花生油、玉米油，一定要到大商店买名牌企业生产的，同时要注意生产日期和保质期。

　　不吃任何霉变的食物。

5. OA

（1）结构及物理化学性质：OA是$L-\beta-$苯基丙氨酸与异香豆素的联合，有A、B、C、D 4种化合物。此外，还有OA的甲酯、OAB的甲酯或乙酯化合物。在谷物中的污染率和污染水平最高。

OA是无色结晶的化学物，溶于水、稀碳酸氢钠溶液。在极性有机溶剂中OA是稳定的，其乙醇溶液可置冰箱中储存1年以上不被破坏，但在谷物中会随时间的延长而降解。

（2）菌株及自然分布：OA的产毒菌：自然界中产生OA的真菌种类繁多，但以纯绿青霉、赭曲霉和炭黑曲霉3种菌为主。

OA的自然分布：由于OA产生菌广泛分布于自然界，因此粮谷类、干果、葡萄及葡萄酒、咖啡、可可、巧克力、中草药、调味料、罐头食品、油、橄榄、豆制品、啤酒、茶叶等多种农作物和食品以及动物内脏均可被OA污染。动物饲料中OA的污染也非常严重，在以粮食为动物饲料主要成分的地区如欧洲，动物进食被OA污染的饲料后导致体内OA的蓄积。由于OA在动物体内非常稳定，不易被代谢降解，因此动物性食品，尤其是猪的肾脏、肝脏、肌肉、血液、奶和奶制品等中常有OA检出。

（3）毒性：OA对动物的毒性主要为肾脏毒和肝脏毒，由OA导致的人和动物的急性中毒目前还没有报道；

由于OA对肾脏的毒害作用，给养殖业和家禽业造成了巨大的经济损失，但它对反刍动物的毒害作用报道很少。

6. PAT　是由真菌产生的一种有毒代谢产物，Glister在1941年首次发现并分离纯化。

（1）结构及物理化学性质：PAT是一种内酯类化合物，中性物质，溶于水、乙醇、丙酮、乙酸乙酯和氯仿，微溶于乙醚和苯，不溶于石油醚，在碱性溶液中不稳定，生物活性被破坏。

（2）产毒菌株：可产生PAT的真菌有十几种，侵染食品和饲料主要有青霉、曲霉，侵染水果的主要有雪白丝衣霉。

（3）毒性：PAT是一种有毒内酯，雄性大鼠经口LD_{50}为30.5~55毫克/千克（以体重计），雌性大鼠为27.8毫克/千克（以体重计）。

英国食品、消费品和环境中化学物质致突变委员会已将PAT划为致突变物质。FAO/WHO食品添加剂专家联合委员会（JECFA）的一份研究报告表明，PAT没有可再生作用或致畸作用，但是对胚胎有毒性，同时伴随有母本毒性。相对高剂量的PAT有免疫抑制作用（图3-17）。为了建立人类对PAT的安全指南，JECFA最近将其最大日可食入量1微克/千克·体重降为0.4微克/千克·体重。

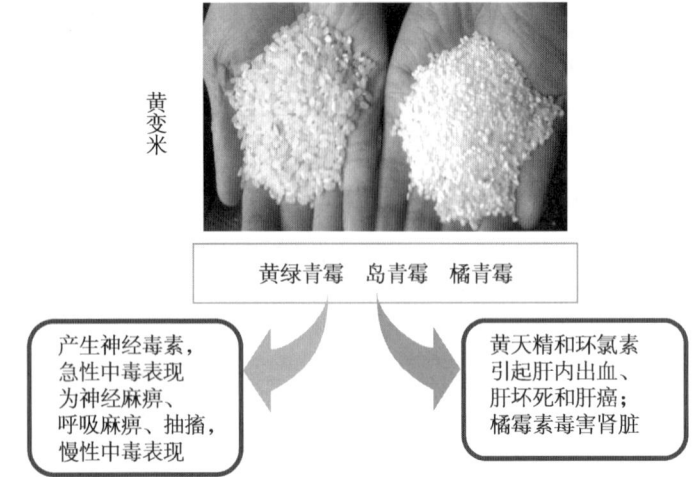

黄变米

黄绿青霉　岛青霉　橘青霉

产生神经毒素，
急性中毒表现
为神经麻痹、
呼吸麻痹、抽搐，
慢性中毒表现

黄天精和环氯素
引起肝内出血、
肝坏死和肝癌；
橘霉素毒害肾脏

图3-17　毒性反应

7. DON（致呕毒素，VT） 是一种单端孢霉烯族毒素，主要由某些镰刀菌产生。

（1）结构及物理化学性质：DON是雪腐镰刀菌烯醇的脱氧衍生物，无色针状结晶，熔点为151~153℃。它可溶于水和极性溶剂，在乙酸乙酯中可长期保存，120℃时稳定，具有较强的热抵抗力，在酸性条件下不被破坏，但是加碱或高压处理可破坏部分毒素。DON可长时间保留其毒性。

（2）产毒菌株：DON主要由某些镰刀菌产生，包括禾谷镰刀菌、尖孢镰刀菌、串珠镰刀菌、拟枝孢镰刀菌、粉红镰刀菌和雪腐镰刀菌等。

许多谷物都可以受到污染，如小麦、大麦、燕麦、玉米等。DON对于谷物的污染状况与产毒菌株、温度、相对湿度、通风、日照等因素有关。DON污染谷物的情况非常普遍，中国、日本、美国、苏联、南非等均有报道。

（3）毒性：

1）急性毒性：DON的急性毒性与动物的种属、年龄、性别、染毒途径有关，雄性动物对毒素比较敏感。急性中毒的动物主要表现为站立不稳、反应迟钝、竖毛、食欲缺乏、呕吐等，严重者可造成死亡。DON可引起雏鸭、猪、猫、犬、鸽子等动物的呕吐反应，其中猪对DON最为敏感。DON还可引起动物的拒食反应。

2）慢性、亚慢性毒性：对于DON的慢性毒性，国内外研究都比较少。

8. T-2 毒素 T-2毒素为白色针状结晶，在室温条件下相当稳定，放置6~7年或加热至200℃ 1~2小时毒性不减，对碱敏感，酯基水解成相应的醇，接触氢化还原双键，四氢钾铝或氢硼化钠可使环氧基还原成醇，是自然界发现最早、毒性最强的单端孢霉烯族毒素。

（1）T-2毒素的中毒途径：T-2毒素经呼吸道吸入中毒报道很少（军事上多见）。主要是经口中毒，T-2毒素经黏膜的吸收率较高，并可直接破坏黏膜的毛细血管，使其通透性增加。

（2）T-2毒素的细胞毒性：抑制细胞蛋白质和DNA合成；过氧化损伤；急性毒性、慢性毒性、致癌性。

（3）长期摄入小剂量T-2毒素：主要是因摄入镰刀菌污染的有毒谷物引起中毒。

（4）典型的临床症状分期

第1期：食入有毒谷物之后数分钟到数小时，出现原发病变口腔和胃肠道局部症状，可能伴有发热和出汗，但体温不升高，持续3~9天。

第2期：潜伏期（白细胞减少期），骨髓和造血系统发生障碍；进行性白细胞减少、粒细胞减少、淋巴细胞相对性增多；中枢神经系统和自主神经系统障碍；持续3~4周，突然转入第3期，症状发展很快。

第3期：淤点期，躯干、两臂、两腿、面和头的皮肤上出现淤点。淤点从1毫米到数厘米不等；凝血因子减少；淋巴结常常肿大；患者可能由于出血而死亡，由于肿胀而窒息，或者发生继发感染。

第4期：恢复期，坏死区和出血的治疗需要3或4周；骨髓造血功能恢复正常需要2个月或更长时间。

（5）T-2毒素中毒的预防和治疗：迄今还没有T-2毒素中毒的特异性防治办法。目前唯一有效的预防办法是避免接触或减少接触；唯一的治疗是对症和支持疗法。

（6）T-2毒素对关节软骨和心肌的毒性：据调查，大骨节病（图3-18）和克山病的高发地区粮食中T-2毒素含量偏高20%左右。所以，大骨节病和克山病可能与T-2毒素中毒有关。

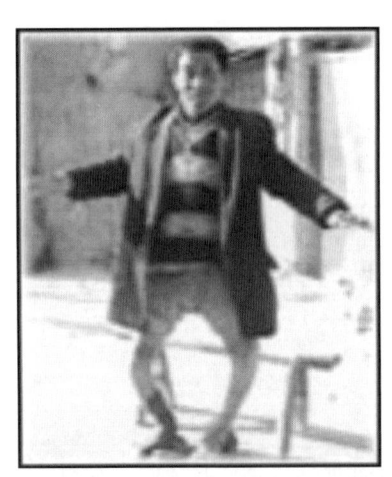
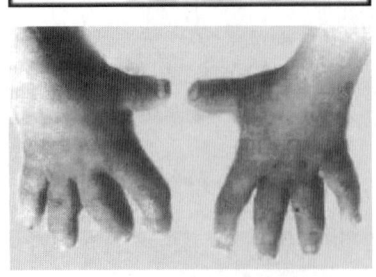

图3-18　大骨节病

9. 毒蕈中毒　在我国目前已鉴定蕈类中，可食用蕈近300种，毒蘑菇（毒蕈）约有100种。常见的可致人死亡的至少有10种，如白毒鹅膏菌（白毒伞）、半卵形斑褶菇、大青褶伞、毒蝇蕈、牛肝蕈、假芝麻蕈等。

（1）野生蘑菇的特点：每年三四月份和七八月份是蘑菇生长旺盛期，春夏季节雨量及温湿度适合各类野生毒蕈的生长。

毒蕈没有明显的标志，品种多达

上百种，其大小、形状、颜色、花纹等变化多端，非专业人士不易鉴别。

（2）毒蕈的识别方法：

1）外观：毒蕈蕈体有各种色泽，十分美丽；蕈体柔软，可分泌牛乳样汁液，采集后易变色；蕈体与银器接触时，蕈体可变成绿色或紫绿色，而银器呈黑色。

2）生长环境：毒蕈生长在极其肮脏的场地或环境中；一切昆虫均不愿接近。

（3）毒蕈的中毒症状：

1）胃肠炎型：潜伏期10分钟~6小时。剧烈恶心、呕吐、腹痛、腹泻等。适当对症处理迅速恢复，病程2~3天，预后较好。

2）神经、精神型：除有胃肠炎外，主要为副交感神经兴奋，引起多汗、流涎、流泪、瞳孔缩小、缓脉等。重者有神经兴奋、精神错乱和精神抑制等。

使用阿托品类药物及时治疗，可迅速缓解症状。病程短，1~2天可恢复，无后遗症。

3）溶血型：潜伏期6~12小时，先为胃肠症状，发病3~4天后出现溶血型黄疸。血尿、肝、脾大等，重者可死亡。

4）脏器损害型：中毒最严重，可分为6期。①潜伏期：在食用10~24小时后发病。②胃肠炎期：恶心、呕吐、腹泻。③假愈期：胃肠道症状减轻，肝脏损害开始，轻症可进入恢复期内脏损害期。④肝肾损害期：肝大、肝坏死、肝昏迷；少尿、无尿。⑤肾衰竭精神症状期：烦躁、昏迷。⑥恢复期：2~3周后临床上可用二巯基丁二酸钠或二巯基丙碳酸钠解毒，并用保肝疗法。

5）光过敏性皮炎型：因误食胶陀螺（猪嘴蘑）引起，河北、吉林等有报道。中毒者颜面出现肿胀、疼痛。一般用抗组胺药物氯苯那敏（扑尔敏）、苯海拉明等脱敏药物效果良好。

6）呼吸衰竭型：呼吸、循环衰竭。

（4）毒蕈中毒的急救治疗原则：目前，对毒蕈中毒尚无特效疗法。可催吐、洗胃、导泻、灌肠等；吸附毒素；导泻；输液和利尿；中药选用甘草、绿豆、金银花；在医师指导下，可使用抗毒蕈血清和其他解毒药。

案例　野生蘑菇中毒

2013年8月11日晚，江西瑞昌在黄石大冶殷祖镇董家口村伐竹的6名农民工，在食用一种野生蘑菇后不幸中毒，13日其中两人不幸死亡。

经医师诊断，另4名中毒民工的心、肝、肾等器官功能损害严重，仍需要进一步救治。

据了解，此次食物中毒已确诊为毒蘑菇（学名毒蕈）中毒，但具体毒蘑菇的种类还不清楚。

（5）毒蕈中毒的预防：预防毒蕈中毒最好的方法是不采食野蘑菇。

（6）常见毒蕈介绍：

1）致命白毒伞：喜在黧蒴树下群生，与树根相连（图3-19）。

①毒素：毒伞肽类和毒肽类，新鲜毒蕈中毒素含量很高，50克左右的白毒伞菌体所含毒素足以毒死一个成年人。②毒性：对人体肝、肾、中枢神经系统等重要脏器造成的危害极严重，中毒者死亡率>90%，是历年广州地区毒蕈致死事件的罪魁祸首。

2）毒鹅膏菌（绿帽菌、鬼笔鹅膏、蒜叶菌、高把菌、毒伞）（图3-19）：

①毒性：极毒，菌体幼小的毒性更大。含毒肽和毒伞肽。②症状：潜伏期长达24小时左右。病死率50%以上，甚至100%。③治疗：及时采取以解毒保肝为主的治疗措施。

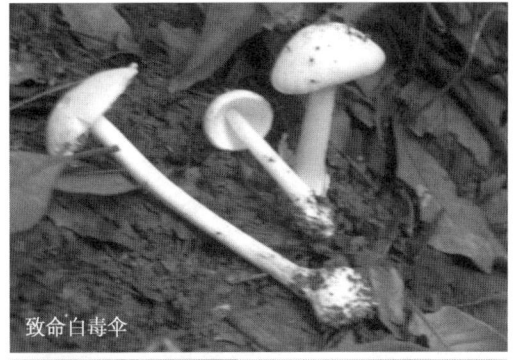

致命白毒伞

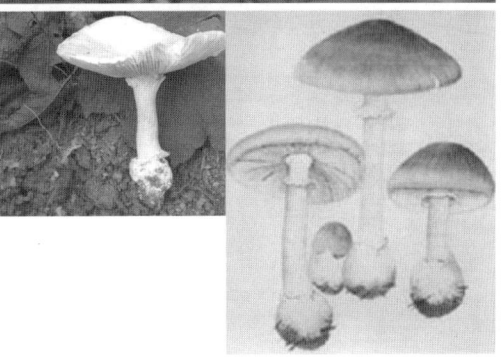

图3-19　毒鹅膏菌

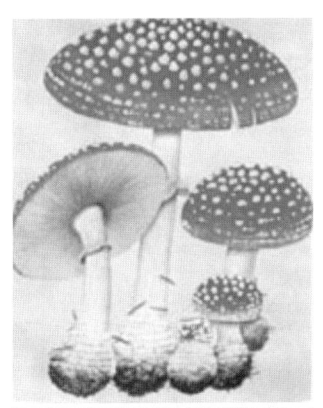

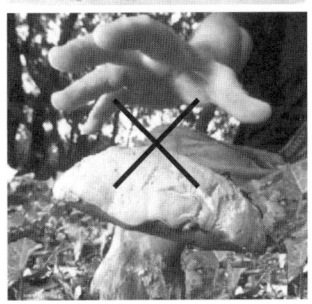

图3-20　蛤蟆菌

3）蛤蟆菌（捕蝇菌、毒蝇菌、毒蝇伞）（图3-20）：

①毒素：毒蝇碱、毒蝇母、基斯卡松以及豹斑毒伞素等。②症状：误食6小时内发病，剧烈恶心、呕吐、腹痛、腹泻及精神错乱，出汗、发冷、肌肉抽搐、脉搏减慢、呼吸困难或牙关紧闭、头晕眼花、神志不清等症状。③治疗：用阿托品疗效良好。

此菌还产生甜菜碱、胆碱和腐胺等生物碱。

案例　陕西汉中蘑菇中毒

2012年8月2日新华社西安专电，7月上旬以来汉中市发生多起食用野生蘑菇中毒事件，先后50多人中毒，7人死亡。9个危重患者正在接受血浆置换、血液灌注等特殊治疗。

相关链接　粮食中真菌毒素状况

莫雪梅等（2002）对广州地区12所高校35个食堂、餐厅、饮食店随机抽样收集的50个酱油样品检测，AFT阳性率为24％。对广州地区市售的30个有正规品牌的酱油样品进行检测，AFT阳性率为33％。

广西全区粮食真菌分布以曲霉为主，曲霉中又以黄曲霉的污染较为普遍。玉米黄曲霉检出率为71.66％，谷子为71.40％，花生为70.08％，粳米为62.30％，小麦为50％，豆类为31％。

广西兽医研究所（1999）对在玉米产区曾流行的一种以肝脏病变、皮下脂肪染黄为主要病理特征(民间俗称"猪黄膘病")的患猪进行了系统的调查和研究，确诊"猪黄膘病"是猪AFT中毒症。据全区疫病普查统计，广西每年有AFT中毒症病猪2万头，死亡率高达50％，约占生猪年死亡总数的2％。

采集发病地区的玉米和以玉米为主要原料的饲料检测，结果AFF B_1 含量在0.100毫克/千克以上的占86.62%（149/172），0.501毫克/千克以上的占74.05%（112/172）。

　　广西粮油研究所1980~1986年间对广西壮族自治区32个县来自国家粮库、农场和农户的玉米口粮和饲料用粮进行抽检，结果212份送检样品中AFT阳性率占94%，500毫克/千克以上占28%，最高含毒量达到10 000毫克/千克。

（七）霉变甘蔗中毒

　　霉变甘蔗中毒是指食用因保存不当而霉变的甘蔗引起的急性食物中毒。发生于我国北方地区的初春季节，多见于儿童，病情常较严重甚至危及生命。

　　霉变甘蔗质地较软，囊部外观色泽比正常甘蔗深，一般呈浅棕色，闻之有霉味。切成薄片在显微镜下可见有真菌菌丝侵染。从霉变甘蔗中分离出的产毒真菌为甘蔗节菱孢霉。

　　新鲜甘蔗中甘蔗节菱孢霉的侵染率极低，仅为0.7%~1.5%，但经过3个月储藏后，其污染率可达34%~56%。长期储藏的甘蔗是节菱孢霉发育、繁殖、产毒的良好培养基。

　　1. 毒素　甘蔗节菱孢霉产生的毒素为3-硝基丙酸，是一种神经毒，主要损害中枢神经系统。

　　2. 对人体危害　中毒潜伏期短，最短仅十几分钟，中毒症状最初表现为一时性消化道功能紊乱，恶心、呕吐、腹痛、腹泻、黑便，随后出现神经系统症状，如头昏、头痛和复视。重者可出现阵发性抽搐。抽搐时四肢强直，屈曲内旋，手呈鸡爪状，眼球向上偏向凝视，瞳孔散大，继而进入昏迷。患者可死于呼吸衰竭，幸存者则留下严重的神经系统后遗症，导致终身残疾。

　　3. 预防　目前尚无特殊治疗，在发生中毒后尽快洗胃、灌肠以排除毒物，并对症治疗。主要在于预防，不吃霉变甘蔗。

（八）动、植物中的天然有毒物质

由于人口数量不断增长，为了扩大食物来源，人们不断开发、利用丰富的生物资源，以增加食物的种类。长期以来，人们对化学物质引起的食品安全性问题有不同程度的了解，却忽视了人们赖以生存的动、植物本身所具有的天然毒素。于是在生产中不添加任何化学物质的天然食品颇受青睐，身价倍增，一些宣传媒体也将其描述为有百利而无一害的食品。事实并非如此，动、植物中天然有毒物质引起的食物中毒屡有发生，由此而带来的经济损失触目惊心。

1. 动、植物天然有毒物质的定义　人类的生存离不开动、植物，在这些众多的动、植物中，有些含有天然有毒物质。

动、植物天然有毒物质就是指有些动、植物中存在某种对人体健康有害的非营养性天然物质成分，或因储存方法不当在一定条件下产生的某种有毒成分。

由于含有毒物质的动、植物外形、色泽与无毒的品种相似，因此，在食品加工和日常生活中应引起人们的足够重视。

2. 动、植物天然有毒物质的种类　动、植物中含有的天然有毒物质，它们结构复杂，种类繁多，与人类关系密切的主要有以下几种。

相关链接　草药中的马兜铃酸

2017年10月18日《科学》杂志旗下的转化医学研究论文通过病理标本测序方法证明：在亚州（特别是中国内地、台湾地区）肝癌的发病与马兜铃酸导致的突变密切相关（揭示上述草药导致肝癌风险）。

含有马兜铃酸的草药：关木通、广防己、青木香、马兜铃、寻骨风、细辛、南木香、管南香、三管筒、朱砂莲、天仙藤、通城虎、藤香、淮通、背蛇生、蝴蝶暗消、逼血雷、假大薯、白金果揽。

肾衰竭、肝癌病因之一：1956年，波斯尼亚、保加利亚、克罗地亚等地区流行慢性间质性肾炎，导致肾衰竭。1964年，中国报道两例急性肾衰竭，中国学者吴寒松发现这两例患者服用过草药关木通煎剂。20世纪90年代，在匈牙利一批服用草药减肥的年轻女子中，突然大量出现肾衰竭患者，此后确认是减肥药中含广防己。同一时间，我国出现"龙胆泻肝丸"事件。仅中日友好医院就有100多名患者因尿毒症就诊，其原因是草药中含马兜铃酸。

研究证明，马兜铃酸还导致肾癌、膀胱癌和尿道上皮肿瘤。

2001年，世界卫生组织提出对含马兜铃酸药物的警报。

2002年，美国食品药品监督管理局（FDA）下令禁止使用一切含马兜铃酸的草药。

我国香港、台湾地区也先后宣布停止进口及销售含马兜铃酸的中草药。

2003年，中国食品药品监督管理局取消关木通的药物标准；2004年，取消广防己、青木香药物标准；从2005年开始，《中国药典》取消了含有马兜铃酸的中草药记录。

但是目前市场上还存在大量含马兜铃酸的草药和中成药：喘息灵胶囊、杜仲壮骨丸、龙胆泻肝丸、少林正骨精、金朱止泻片、复方蛇胆川贝散、十三味疏肝胶囊、耳聋丸、鸡鸣丸、肺安片、胃福颗粒、保胃胶囊、新碧桃片、伤湿镇痛膏、复方拳参片、消咳平喘口服液、复方风湿药酒、祛风除湿药酒、香藤胶囊神农药酒、三蛇药酒风湿宁药酒、七十味松石丸、复方胃痛胶囊、九龙解毒胶囊、八正丸、导赤丸、跌打丸、猴枣散、苏合丸、鸡苏丸、八正合剂、排石颗粒、小儿咳喘颗粒、纯阳正气丸、妇科分清丸、冠心苏合丸、大黄清胃丸、济生橘核丸、止咳化痰丸、儿童清肺丸、九味羌活丸、当归四逆丸、川节茶条丸、十香返生丸、分清五淋丸、安阳精制膏、当归四逆汤、小青龙合剂、小儿金丹片。

服用这些药导致的肾、肝损伤，是不可逆的、不可修复的。

2008年，国际癌症研究机构将马兜铃酸列为1类致癌物；将马兜铃酸类物质列为2类致癌物。

2012年，因其毒性强烈，将所有的马兜铃酸类物质（马兜铃酸、含有马兜铃酸的化合物及植物）升级为1类致癌物。

马兜铃酸的毒理学原理：研究表明，即对接触马兜铃酸的19名上尿路癌症患者及没有接触这种毒物的另7名患者进行全外显子组测试。结果发现：前者发生753个基因突变，后者只有91个基因突变。

研究也证明，马兜铃酸引起基因突变数量高于烟草和紫外线，是目前已知能导致基因突变最强的遗传毒物。

新加坡、美国、中国台湾地区等医学机构合作研究证明：接触马兜铃酸会引起以前被认为由其他致癌因素导致的癌症。

2017年10月18日，美国新加坡、中国台湾地区研究人员收集了台湾地区、中国内地、日本、新加坡及欧美的肝癌样本，对马兜铃酸导致的基因突变进行检测。1400多肝癌样本，根据样本是否马兜铃酸诱导基因突变进行分类。

结果：亚洲人群的肝癌和马兜铃酸产生的突变高度相关，其中以中国台湾地区和中国内地最高。台湾地区98例中有78例（79.6%），内地89例有47例（52.8%），在欧美却分别为1.7%和4.8%。

中国是肾病、肾癌及肝癌大国。2015年，我国新增肝癌40万，占全世界1/2，是欧美的3~4倍，以往以为是黄曲霉导致的，目前可能认为其危害最大却不是主要致癌因素。

在国家出台更严格的马兜铃酸药物管理条例前，我们就要避免服用前面举例的那些含马兜铃酸的药物。

提示：是药3分毒，含马兜铃酸的各类药毒性更大。

（1）苷类：在植物中，糖分子中的半缩醛羟基和非糖化合物中的羟基缩合而成具有环状缩醛结构的化合物称为苷（或糖苷）。苷类味苦，溶于水和醇，易被酸或酶水解，水解的最终产物为糖及苷元。苷元是苷中的非糖部分。由于苷元的化学结构不同，苷的种类也有多种，主要有氰苷、皂苷等。

（2）氰苷：氰苷是结构中含氰基的苷类。水解后产生氢氰酸，对人体造成危害。生氰苷由糖和含氮物质（主要为氨基酸）缩合而成，能够合成生氰苷的植物体内含有特殊的糖苷水解酶，将生氰苷水解产生氢氰酸。

氰苷在植物中分布广泛，它能麻痹咳嗽中枢，因此有镇咳作用，但过量可引起中毒。氰苷对人的致死量以体重计为18mg/kg。氰苷的毒性主要来自氢氰酸和醛类化合物。氰苷所形成的氢氰酸被吸收后，随血液循环进入组织细胞，并透过细胞膜进入线粒体，与线粒体中细胞色素氧化酶的铁离子结合，导致细胞的呼吸链中断，造成组织缺氧，体内的二氧化碳和乳酸量增高，机体陷入内窒息状态。氢氰酸的最小口服剂量以体重计为0.5~3.5毫克/千克。

氰苷引起的慢性氰化物中毒现象也比较常见。在一些以木薯为主食的非洲和南美地区，就存在慢性氰化物中毒引起的疾病。虽然含氰苷植物的毒性决定于氰苷含量的高低，但还与摄食速度、植物中催化氰苷水解酶的活力以及人体对氢氰酸的解毒能力大小有关。

相关链接　果仁中的氰苷

目前，全世界已经发现的氰苷有50多种，其中最有名的是苦杏仁苷，在苦杏仁中的含量为2%~4%。果核里的氰苷本身是没有毒的，但在生物酶的作用下，可以水解出氢氰酸。一定量的氢氰酸才可能造成人或动物中毒。

苦杏仁的氰苷含量是比较高的，折算成氢氰酸的话每克含几毫克，苹果仁中的氰苷折算为氢氰酸只有几百微克。氢氰酸导致人体中毒的剂量是2毫克/千克体重。

氰苷对热不稳定，彻底加热可以去除氰苷。

　　预防措施：首先，不直接食用各种生果仁，对杏仁、桃仁等果仁及豆类在食用前要反复用清水浸泡，充分加热，以去除或破坏其中的氰苷。其次，在习惯食用木薯的地方，要注意饮食卫生，严格禁止生食木薯，食用前去掉木薯表皮，用清水浸泡薯肉，使氰苷溶解出来。最后，发生氰苷类食品中毒时，应立刻给病人口服亚硝酸盐或亚硝酸异戊酯，使血液中的血红蛋白转变为高铁血红蛋白，高铁血红蛋白的加速循环可将氰化物从细胞色素氧化酶中脱离出来，使细胞继续进行呼吸作用。再给中毒者服用一定量的硫代硫酸钠进行解毒，被吸收的氰化物可转化成硫氰化物而随尿排出。

　　（3）皂苷：皂苷是类固醇或三萜系化合物的低聚苷的总称。由于其水溶液振摇时能产生大量泡沫，与肥皂相似，所以称皂苷，又叫皂素。皂苷对黏膜，尤其是对鼻黏膜的刺激性较大，内服量过大可引起食物中毒。

　　含有皂苷的植物有豆科、蔷薇科、葫芦科、苋科等，动物有海参和海星等。

　　（4）生物碱：生物碱是一类具有复杂环状结构的含氮有机化合物，主要存在于植物中，少数存在于动物中，有类似碱的性质，可与酸结合成盐，在植物体内多以有机酸盐的形式存在。其分子中具有含氮的杂环，如吡啶、吲哚、嘌呤等。

　　生物碱的种类很多，已发现的就有2 000种以上，分布于100多个科的植物中，其生理作用差异很大，引起的中毒症状各不相同，有毒生物碱主要有烟碱、茄碱、颠茄碱等。生物碱多数为无色味苦的固体，游离的生物碱一般不溶或难溶于水，易溶于醚、醇、氯仿等有机溶剂，但其无机酸盐或小分子有机酸易溶于水。

　　（5）酚类及其衍生物：主要包括简单酚类、黄酮、异黄酮、香豆素、鞣酸等多种类型化合物，是植物中最常见的成分。

（6）毒蛋白和肽：蛋白质是生物体中最复杂的物质之一。当异体蛋白质注入人体组织时可引起过敏反应，内服某些蛋白质也可产生各种毒性。

植物中的胰蛋白抑制剂、红细胞凝集素、蓖麻毒素等均属有毒蛋白，动物中鲇鱼、鳇鱼等鱼类的卵中含有的鱼卵毒素也属于有毒蛋白。

毒蘑菇中的毒伞菌、白毒伞菌等含有毒肽和毒伞肽。

（7）酶类：某些植物中含有对人体健康有害的酶类。它们通过分解维生素等人体必需成分释放出有毒化合物。如蕨类中的硫胺素酶可破坏动植物体内的维生素 B_1（硫胺素），引起人的维生素 B_1 缺乏症；豆类中的脂肪氧化酶可氧化降解豆类中的亚油酸、亚麻酸，产生众多的降解产物。

现已鉴定出近百种氧化产物，其中许多成分可能与大豆的腥味有关，从而不仅产生了有害物质且降低了大豆的营养价值。

（8）非蛋白类神经毒素：这类毒素主要指河豚毒素、肉毒鱼毒素、螺类毒素、海兔毒素等，多数分布于河豚、蛤类、螺类、海兔等水生动物中，它们本身没有毒，却因摄取了海洋浮游生物中有毒藻类（如甲藻、蓝藻等），或通过食物链间接摄取将毒素积累和浓缩于体内。

（9）植物中的其他有毒物质：

1）硝酸盐和亚硝酸盐：叶菜类蔬菜中含有较多的硝酸盐和极少量的亚硝酸盐。一般来说，蔬菜能主动从土壤中富集硝酸盐，其硝酸盐的含量高于粮谷类，尤其是叶菜类的蔬菜含量更高。

蔬菜新鲜可食部分中硝酸盐含量：根菜类＞薯类＞绿叶菜类＞白菜类＞葱蒜类＞豆类＞瓜类＞茄果类。不同部位含量：根＞茎＞叶柄＞叶片。

人体摄入的 NO_3^- 中80%以上来自所吃的蔬菜，蔬菜中的硝酸盐在一定条件下可还原成亚硝酸盐，当其蓄积到较高浓度时，食用后就能引起中毒（表3-1~3-4）。

表3-1　某县新鲜蔬菜中硝酸盐含量

蔬菜品种	硝酸盐（毫克/千克）	亚硝酸盐（毫克/千克）
韭　菜	160~240	0.1
大白菜	600	0.6~2.0
小白菜	700~800	1.0~1.2
胡萝卜	24~320	0.2~0.3
冬　瓜	100	0.5

蔬菜储存过程中在硝酸盐还原菌作用下，亚硝酸盐含量增高。

表3-2　储存蔬菜亚硝酸盐含量变化

储存时间（天）	亚硝酸盐含量（毫克/千克）
新鲜	0.00
2	0.42
4	1.10
6（开始腐烂）	6.70
8（完全腐烂）	146.0

未腌透的咸菜：腌菜时如果放盐量不足（<15%），腌制时间不满8天，可能造成亚硝酸盐中毒。

表3-3　蔬菜腌制过程硝酸盐和亚硝酸盐消长

腌制时间（天）	硝酸盐（毫克/千克）	亚硝酸盐（毫克/千克）
1.5	423.0	3.0
2	329.0	9.0
3	357.0	5.0
5	304.0	3.0
8	286.0	197.0
15	239.0	1 842.0
24	216.0	210.0

表3-4　我国食品中亚硝酸盐含量

样品	采样数	含量（毫克/千克）	检出率（%）
蔬菜	217	0.59	39.6
粮食	65	1.10	80
肉类	52	0.70	65.4
水产类	44	0.80	61.4
蛋类	31	1.60	87.1
盐类	36	0.50	68.6
酱菜类	63	5.2	94.7
乳与乳制品	222	0.10	16.7

亚硝酸盐急性毒性大，LD50小，属于剧毒级。

亚硝酸盐人中毒剂量0.3~0.5克，致死剂量3克，导致正铁血红蛋白症—缺氧。

是致癌的N-亚硝基化合物（N-亚硝胺和N-亚硝酰胺）的前体物。

案例　亚硝酸盐中毒

　　一位老人在关门的熟食店捡来一包白色粉，便拿回烧菜，食后3人中毒，出现头昏、呕吐、稍有知觉，但不能言语,6岁、8岁的两个男孩死亡，老人被抢救过来了。经检测，白粉为亚硝酸盐。

　　注：亚硝酸盐主要指亚硝酸钠白或淡黄色粉末、咸味、易溶于水。人食用0.3~0.5克，即可中毒，甚至死亡。

2）草酸和草酸盐：草酸在人体内可与钙结合形成不溶性的草酸钙，不溶性的草酸钙可在不同的组织中沉积，尤其是在肾脏，人食用过多的草酸也有一定的毒性。常见的含草酸多的植物主要有菠菜等。

（10）动物中的其他有毒物质：畜禽是人类动物性食品的主要来源，但其体内的腺体、脏器和分泌物，如摄食过量或误食，可干扰人体正常代谢，引起食物中毒。

1）肾上腺皮质激素：在家畜中由肾上腺皮质激素分泌的激素为脂溶性类固醇（类甾醇）激素。如果人误食了家畜肾上腺，那么会因该类激素浓度增高而干扰人体正常的肾上腺皮质激素的分泌活动，从而引起系列中毒症状。

预防措施：加强兽医监督，屠宰家畜时将肾上腺除净，以防误食。

2）甲状腺激素：甲状腺激素是由甲状腺分泌的一种含碘酪氨酸衍生物。若人误食了甲状腺，则体内的甲状腺突然增高，扰乱了人体正常的内分泌活动，从而表现一系列的中毒症状。甲状腺激素的理化性质非常稳定，在600℃以上的高温才可以破坏，一般烹调方法难以去毒。

预防措施：屠宰家畜时将甲状腺除净，且不得与"碎肉"混在一起出售，以防误食。如果一旦发生甲状腺中毒，可用抗甲状腺素药及促肾上腺皮质激素急救，并对症治疗。

3）动物肝脏中的有毒物质：在狗、羊、鲨鱼等动物性肝脏中含有大量的维生素A，若大量食用其肝脏，则可因维生素A食用过多而发生急性中毒。

肝脏是动物最大的解毒器官，动物体内各种毒素，大多经过肝脏处理、转化、排泄或结合，所以，肝脏中暗藏许多毒素。此外，进入动物体内的细菌、寄生虫往往在肝脏中生长、繁殖，其中肝吸虫病较为常见，而且动物也可能患肝炎、肝硬化、肝癌等疾病，因而动物肝脏存在许多潜在不安全因素。

预防措施：首先，要选择健康肝脏。肝脏淤血、异常肿大、流出污染的胆汁或见有虫体等，均视为病态肝脏，不可食用。其次，对可食肝脏，吃前必须彻底清除肝内毒物。

3. 动、植物天然有毒物质的中毒条件 动、植物中的天然有毒物质引起的食物中毒有以下几种原因。

（1）食物过敏：食物过敏是食物引起机体对免疫系统的异常反应。如果一个人喝了一杯牛奶或吃了鱼、虾出现呕吐、呼吸急促、接触性荨麻疹等，即视发生食物过敏。

中国目前缺乏食物过敏的系统资料。北美，整个人群中食物过敏的发生率为10%（儿童为13%，成人为7%）；欧洲，儿童时期食物过敏的发病率为0.3%~7.5%，成人为2%。

某些食物可以引起过敏反应，严重者甚至死亡。如菠萝是许多人喜欢吃的水果，但有人对菠萝中含有的一种蛋白酶过敏，当食用菠萝后出现腹痛、恶心、呕吐、腹泻等症状，严重者可引起呼吸困难、休克、昏迷等。

在日常生活中，并不是每个人都对致敏性食物过敏，相反，大多数人并不过敏。即使是食物过敏的人，也是有时过敏，而有时又不过敏。

（2）食品成分不正常：食品成分不正常，食后引起相应的症状。有很多含天然有毒物质的动物和植物，如河豚、发芽的马铃薯等，食用少量也可引起食物中毒。

（3）遗传因素：食品成分和食用量都正常，却由于个别人体遗传因素的特殊性而引起的症状。如牛奶，对大多数人来说是营养丰富的食品，但有些人由于先天缺乏乳糖酶，因而不能吸收利用，而且饮用牛奶后还会发生腹胀、腹泻等症状。

（4）食用量过大：食品成分正常，但因食用量过大引起各种症状。如荔枝含维生素C较多，如果连日大量食用，可引起"荔枝病"，出现头晕、心悸，严重者甚至死亡。

4. 含天然有毒物质的植物 植物是许多动物赖以生存的饲料来源，也是人类粮食、蔬菜、水果的来源，世界上有30多万种植物，可是用作人类主要食品的不过数百种，这是由于植物体内的毒素限制了它们的应用。因此，研究含天然有毒物质的植物，防止植物性食物中毒，具有重要的现实意义。

目前，中国有毒植物约有1 300种，分别属于140个科。植物的毒性主要取决于其所含的有害化学成分，如毒素或致癌的化学物质，它们虽然量少，却严重影响了食品的安全性。下面介绍一些比较常见的有毒植物。

（1）含苷类物质：

1）苦杏仁：苦杏仁中苦杏仁苷是有毒的化学成分。苦杏仁苷口服后易在胃肠道中分解出氢氰酸，故毒性要比静脉注射大40倍左右。人静脉注射约5克（相当于每千克体重0.07克）即可致死。

苦杏仁中的苦杏仁苷在人咀嚼时和在胃肠道中经酶水解后可产生有毒的化学成分氢氰酸。该物可抑制细胞内氧化酶活性，使人的细胞发生内窒息，同时氢氰酸可反射性刺激呼吸中枢，使之麻痹，造成人的死亡。

苦杏仁中毒多发生于杏子成熟收获季节，常见于儿童因不了解苦杏仁毒性，生吃苦杏仁，或不经医生处方自用苦杏仁煎汤治疗咳嗽而引发中毒。

苦杏仁中毒潜伏期一般为1~2小时。先有口中苦涩、头晕、恶心、呕吐、脉搏加快以及四肢无力等症状，继而出现不同程度的呼吸困难、胸闷，严重者昏迷甚至死亡。

预防措施：宣传苦杏仁中毒的知识，尽量不吃苦杏仁。当用苦杏仁做菜时，应反复用水浸泡，充分加热，使氢氰酸挥发掉后再食用。需要指出的是，杏仁茶和杏仁豆腐不引起中毒。

案例　银杏中毒

《新民晚报》2016年5月18日报道：58岁赵阿姨一天食用了60多颗银杏果，结果中毒，出现头昏、腹痛、呕吐等症状。

银杏含植物黄酮，对心血管有保护作用，但是也含氢氰酸毒素，毒性强，预热毒性减小，生食更易中毒。中毒剂量10~50颗。

为避免中毒，食用煮或炒熟的银杏，食用要少于10颗。

2）菜豆（四季豆、豆角、云扁豆、龙爪豆、龙骨豆、芸豆、二生豆）、大豆。：有毒成分是皂苷、皂素、胶蛋白酶抑制剂、血球凝聚素，对细胞膜有刺激性，破坏红细胞。对胃肠产生刺激，引起胃肠局部充血、肿胀及出血性炎症，使人体红细胞凝集合溶血。所以烹调不当可导致中毒。只要加热到100℃，使其彻底熟透，毒素即被破坏。

中毒症状：潜伏期为：2~4小时，胃肠道症状为主，表现为上腹部不适或胃部烧灼感，腹胀、恶心、呕吐；头痛、胸闷、四肢发麻，病程为数小时或1~2天，恢复快，预后良好。

预防措施：充分炒熟、煮透。

正确烹调方法：①菜豆：充分炒熟、煮透，无豆腥味、无生硬感，不宜水焯后做凉拌菜。②生豆浆：注意"假沸"，80℃泡沫上浮，继续加热至100℃，泡沫消失，文火再煮5分钟。

3）木薯：木薯中含有一种亚麻配糖体，遇水时，经过其所含的亚麻苷酶作用，可以析出游离的氢氰酸而致中毒。氢氰酸被吸入或内服达1毫克/千克体重，即可导致迅速死亡。

木薯内的苷不能在酸性的胃液中水解，其水解过程多在小肠中进行，或因亚麻糖体在烹煮过程中受到破坏而影响水解速度，故其中毒的潜伏期比无机氰化物长。

本品水解以后产生糖和氢氰酸等物质，氰离子进入人体后迅速与细胞色素氧化酶的三价铁结合，并阻碍其细胞色素的氧化作用，抑制细胞呼吸，导致细胞内窒息、组织缺氧。中枢神经系统对缺氧最为敏感，故脑神经首先受到损害。氢氰酸本身还可损害延脑的呼吸中枢及血管运动中枢，由于中枢神经系统的损害，所以中毒开始时，延脑的呕吐中枢和呼吸中枢、迷走神经、扩瞳肌及血管运动神经等均见兴奋，其后转为抑制、麻痹。如有极微量的氢氰酸在胃内放出，可以有腐蚀作用，引起胃炎症状。

预防措施：应该加强宣传，千万不能生吃木薯。

木薯加工首先必须去皮，然后洗涤薯肉，用水煮熟。煮木薯时一定要敞开锅盖，再将熟木薯用水浸泡16小时，煮薯的汤及浸泡木薯的水应弃去。不能空腹吃木薯，一次也不能吃得太多，儿童、老人、孕妇及体弱的人均不宜吃。

4）芦荟：全株或叶汁及其干燥品均有小毒。研究证明，芦荟全株液汁中含芦荟素约25%，树脂约12.6%，还含少量芦荟大黄素。主要有毒成分是芦荟素及芦荟大黄素。

芦荟素中主要含芦荟苷（羟基蒽醌衍生物）及少量的异芦荟苷（可能并非是芦荟中原有的，而是在提取过程中由芦荟苷转变而成）。

适量服用具有排便功能，若一次大量服用对肠黏膜有较强的刺激作用，可引起明显的腹痛及盆腔充血，严重者造成肾脏损害。

芦荟的泻下作用很强，其液汁干燥品服0.1~0.2克即可引起轻泻，0.25~0.5克可引起剧烈腹泻。在所有含蒽苷类的泻药中，芦荟对肠的刺激作用最强。

提 示

芦荟苷不可一次大量食用。

5）皂荚：皂荚的有毒成分是皂角皂苷。皂苷具有溶血作用，它不被胃肠吸收，一般不发生吸收性中毒，但对胃肠有刺激作用，大量服用时可引起中枢神经系统紊乱，也可引起急性溶血性贫血。

6）桔梗：桔梗中的有毒成分为皂苷。桔梗皂苷具有强烈的黏膜刺激性，具有一般皂苷所具有的溶血作用，但口服溶血现象较少发生。

（2）含生物碱类植物：

1）烟草：烟草的茎、叶中含有多种生物碱，已分离出的生物碱就有14种之多，生物碱的含量占1%~9%，其中主要有毒成分为烟碱，烟碱占生物碱总量的93%，尤以叶中含量最高。

1支纸烟含烟碱20~30毫克。烟碱为脂溶性物质，可经口腔、胃肠道、呼吸道黏膜及皮肤吸收。

进入人体后，一部分暂时蓄积在肝脏内，另一部分则可氧化为无毒的吡啶甲酸（烟酸），而未被破坏的部分则可经肾脏排出体外；同时也可由肺、唾液腺和汗腺排出一小部分；还有很少量可由乳汁排出，此举会减弱乳腺的分泌功能。

烟碱的毒性与氢氰酸相当，急性中毒时的死亡速度也几乎与之相同（5~30分钟即可死亡）。

吸烟时，虽大部分烟碱被燃烧破坏，但可产生一些致癌物。研究证明，吸烟会降低脑力及体力劳动者的精确反应能力。吸烟过多可产生各种毒性反应，由于刺激作用，可致慢性咽炎以及其他呼吸道症状，肺癌与吸烟有一定的相关性。此外，吸烟还可引起头痛、失眠等神经症状。

2）颠茄：颠茄常用作药物，因毒性较大，一般只作外用，不可内服，如果不慎误服将导致中毒。颠茄中含有生物碱——茄碱是有毒成分，以未成熟的果实中含量最多。

3）茄碱：存在于发芽马铃薯幼芽与芽基部分，食用未成熟的绿色马铃薯或发芽马铃薯，导致茄碱（龙葵素）中毒，出现胃肠道症状，中枢神经临床症状。

青西红柿含有毒的龙葵素，食用这种还未成熟的青西红柿，口腔有苦涩感，吃后可出现咽喉麻痒、胃部灼痛、胃肠发炎、恶心、呕吐等中毒症状，生吃危险性更大。

预防茄碱中毒，首先防止马铃薯变质，保藏于阴凉通风、干燥处或辐照处理。不食用发芽较多或皮肉变黑绿色的。发芽少的，可剔除芽与芽基部，去皮后水30~60分钟，烹调时加少许醋煮透。如果中毒，后立即用4%鞣酸或浓茶水洗胃。

4）秋水仙碱：主要存在于黄花菜中，食用未经处理的鲜黄花菜即可引起中毒。秋水仙碱、二秋水仙碱对胃肠道、泌尿系统有刺激作用。

预防措施：不吃鲜黄花菜，食用时科学烹调，控制摄入量。

5）雷公藤碱：正常蜂蜜对人有益无害。但是在每年初夏和入秋，一般蜜源植物很少，雷公藤属植物正值开花期，由此酿成蜂蜜就含有雷公藤碱及其他生物碱，吃后会中毒。

（3）含酚类植物：

1）棉花：棉花全株有毒，所含棉酚有游离和结合两种，游离棉酚是一种含酚毒苷，或为血浆毒和细胞原浆毒，对神经、血管、实质性脏器细胞等都有毒性，中毒者表现为中枢神经、心、肝、肾等损害。

预防措施：在产棉区要宣传棉籽油的毒性，不要食用粗制生棉籽油。榨油前，必须将棉籽粉碎，经蒸炒加热脱毒后再榨油。榨出的毛油再加碱精练，则可使棉酚逐渐分解破坏。棉籽油中游离棉酚不得超过0.02%，棉酚超标的棉籽油严禁食用。

2）大麻：大麻的有毒成分主要是大麻酚，大麻酚可引起胃肠道及神经系统紊乱。

食用未经处理或处理不当的大麻仁或采食大麻嫩苗，或以大麻叶代替烟叶吸用，可产生中毒症状。

3）白果（银杏）：有毒成分为果实肉质外种皮、种仁及绿色的胚中含有毒白果二酚、白果酚和白果酸等。以白果二酚毒性较大。经皮肤接触或经口进入人体后，作用于中枢神经。

预防措施：采收白果时，避免与种皮接触；不生吃白果；熟吃也应控制数量，同时去除果肉绿色的胚。

（4）含毒蛋白类植物：蓖麻中毒的原因主要是由于蓖麻籽中所含的蓖麻毒素和蓖麻碱所致。蓖麻毒素是一种很强的毒性蛋白质，可使肾、肝等实质性细胞发生损害，并对红细胞具有凝集和溶解作用，可麻痹呼吸中枢、血管运动中枢。这种毒素较砒霜的毒性还要大，能使胃肠血管中的红细胞淤血、变性等。

（5）含内酯类和萜类植物：

1）莽草：莽草含惊厥毒素（莽草亭），是一种苦味内酯类化合物，可以兴奋延脑、间脑及神经末梢，作用于呼吸及血管运动中枢，大剂量时也能作用于大脑及脊髓，先是兴奋而后麻痹。若生吃5~8个莽草籽即能使人中毒。

2）苦楝：苦楝全株有毒，以果实毒性最烈，叶子最弱，含有毒成分主要是川楝素、苦楝萜酮内酯等物质。

所含毒素能使大脑皮质麻痹，而致皮质下中枢的抑制解除，因而出现迷走中枢神经兴奋，继而麻痹。

苦楝皮及其果实对胃肠道有刺激作用，对心肌、肝、肾有不同程度的毒害作用，可引起中毒性肝病等。可引起肝、肾、肠道等内脏出血。食入果实6~8个便可发生中毒。口服大剂量川楝素后可引起急性中毒，其主要致死原因为急性循环衰竭，这是血管壁通透性增加引起内脏出血、血压显著降低所致。

（6）其他植物：

1）柿子：柿子（猴枣、米果），不仅含有丰富的维生素C，还有润肺、清肠、止咳等作用。但是，一次食用量不能过大，尤其是未成熟的柿子，否则，容易形成"胃柿石症"，中毒患者伴有恶心、呕吐、心口痛等症状。如果小块柿石不能排出，会随着胃蠕动而积聚成大的团块，把胃的出口堵住，升高胃内压，引起胃部腹痛，如原来有胃溃疡病可引起出血，甚至穿孔。

"胃柿石症"的形成，一是由于柿子中的柿胶酚遇到胃液内的酸液后，产生凝固而沉淀；二是柿子中含有一种可溶性收敛剂红鞣质，红鞣质与胃酸结合也可凝成小块，并逐渐凝聚成大块；三是柿子中含有14%的胶质和7%的果胶，这些物质在胃酸的作用下也可以发生凝固，最终形成胃柿石。

当空腹、多量食用柿子或与酸性食物（或药物）同时食用，或是胃酸过多者食用都容易发生"胃柿石症"。为避免胃柿石的形成，不要空腹或多量或与酸性食物同时食用柿子，还要注意不要吃生柿子和柿皮。

相关链接　中药零食的科学

目前，许多人热衷于中药零食，人们却忘了"中药"是药，不是食品。

中药零食的学问

龟苓膏：

清热解毒、滋阴补肾、清除暗疮、润肠通便。

但是偏于寒凉。

胃寒、脾胃虚弱者少食。

龟板有兴奋子宫、促进血液循环作用，孕妇、月经期女性少食。

适宜人群：痤疮、便秘人群，2~3次/周，多则伤身。

仙草粿：

以仙草为主料加淀粉制成。

味甘、淡、寒，消暑、解渴、清肺、利尿、降血压、解热毒。

性寒凉，胃寒、大便溏稀人群少食。

金银花：

味甘性寒、清热解毒、疏散风热。

金银花茶是凉茶的一种，绝不能当水喝，即使是正常人，经常饮用对胃脾也有一定伤害，影响消化系统功能。寒凉体质人群更要少饮。

儿童不宜适宜食用中药零食。

2）荔枝：荔枝甘甜味美，营养丰富，每100克鲜荔枝中含蛋白质0.8克、脂肪0.6克、糖类13.3克、粗纤维0.3克、钙6毫克、磷34毫克、铁1毫克、维生素B_1 0.1毫克、维生素C 30毫克，还含有柠檬酸、苹果酸、果胶、氨基酸等物质和多量游离的精氨酸和色氨酸。因此，荔枝是一种人们喜爱的水果，荔枝也可作药用。

荔枝不宜吃得过多。荔枝中含有丰富的果糖，果糖不能直接被人体所利用，它需要在肝脏中经酶的作用转化成为葡萄糖才能被人体所利用。过多食用荔枝影响食欲，使其他食物的摄食量减少。

3）蚕豆：蚕豆对大多数人来说，是一种可以享用的富有营养的豆类食品，但对某些具有红细胞6-磷酸葡萄糖脱氢酶（G-6-PD）遗传性缺乏的人而言，是有害物质，食后会引起一种变态反应性疾病，即红细胞凝集及急性溶血性贫血症，称为"蚕豆病"，俗称胡豆黄。

红细胞G-6-PD遗传性缺陷者在中国并不少见，南方各省如广东、广西、四川、江西、安徽、福建等地屡见不鲜。一般多发生在春、夏蚕豆成熟季节，吃蚕豆或吸入蚕豆花粉，甚至接触其嫩枝、嫩叶也可发病。

4）瓜蒂：瓜蒂（甜瓜蒂、瓜丁、苦丁香、甜瓜把、甜瓜秧），为葫芦科植物甜瓜的果蒂，全国各地均有栽培，其种子（甜瓜子）可作药用。瓜蒂的主要化学成分为甜瓜素、葫芦素B、葫芦素E等结晶性苦叶质，其中以葫芦素B的含量最高（1.4%）。

瓜蒂的有毒成分为甜瓜蒂毒素，内服能刺激胃黏膜，反射性引起呕吐中枢兴奋，导致剧烈呕吐，最后可使呼吸中枢完全麻痹而致死。内服常用量煎汤<5克/天。有报道用瓜蒂9克煎水内服中毒致死者。中毒潜伏期有未超过2小时的报道，多为0.5~1.5小时。

5）花粉：在各式各样的花粉中，有一部分是属于有毒花粉，如雷公藤、油茶、钩吻、乌头、狼毒、搜山虎、杜鹃花、南烛花等植物的花粉，由于这些花粉本身含有毒性生物碱或其他有毒成分。

另一类花粉自身不一定含有某些生物碱等有毒物质，这种致敏性花粉作为变应原（即抗原）可使个体致敏而引发花粉症，实质上，这是一种异常的免疫反应，称为变态反应。

中国北方地区的致敏性花粉主要是蒿类植物（黄花蒿、茵陈蒿、艾蒿等）的花粉，另外还有榆、杨、柳、松、蓖麻、藜科、苋科及禾本科等植物的花粉。

在南方地区，则主要有松树、构树、桑树、元宝枫、菠菜、羊蹄、蓖麻、车前草、榔榆、梧桐、野苋、木麻黄等植物的花粉。

6）菠萝：菠萝中含有一种致敏物质蛋白酶，有过敏体质的人吃后会引发过敏症，俗称"菠萝病"。

菠萝中含糖量较高，不利于糖尿病人食用，否则会加重糖尿病症状。

7）灰菜：又称灰苋菜、粉菜、沙苋菜、灰条菜、回回菜、野灰草等。

灰菜中的含毒成分还不十分明确。根据临床观察只见于暴露部位的皮肤病损，全身症状很少。

中毒的原因可能是由于灰菜中的卟啉类感光物质进入人体内，在日光照射后，产生光毒性反应，引起水肿、潮红、皮下出血等，其发生可能与卟啉代谢异常有关。食用或接触灰菜均有中毒的可能。

8）苦味中毒：苦夜开花、苦黄瓜、苦丝瓜的苦味成分是苦质苷素、生物碱和毒蛋白等。

对人体有一定的毒性，吃得稍多，会出现头痛、恶心、呕吐、稍重腹泻等中毒症状。

9）烂生姜：鲜生姜很容易腐烂，烂的生姜不像其他蔬菜、水果那样会失去原有的口味，仍保持有固有的辣味和气味，因此曾被认为是烂姜仍可吃。

其实，生姜中特有的成分是姜辣素、姜油醇、姜油酮、姜油酚、姜烯等，一旦腐烂，其中的一些成分会发生变化，转变成黄樟素，它对肝脏有强烈的毒性，并是致癌物。

（7）畸形果蔬慎食：连体西红柿、特点青椒、又长又宽的扁豆、又红又大的连体草莓等畸形果蔬，畸形的原因是营养不均衡、微量元素缺乏、用过激素等。

如外表个头大，红绿斑驳，但切开籽实绿的；质感硬，平放果蒂不能着地；"肚脐"突出，像个奶头。这是用激素催熟的。

非常肥大，呈扁平状；口感酸或无味；剥皮时，不能一剥到底，这是用膨大剂的结果。

矮胖的无根豆芽是用化肥催生的。

5. 含天然有毒物质的动物　动物是人类膳食的重要来源之一，由于其味道鲜美、营养丰富，深受消费者的喜爱。但是某些动物体内含有天然有毒物质，可引起食物中毒。

相关链接　现杀现吃残留毒素危害身体

认为吃鱼越新鲜越好，活杀现吃才能保证鱼的鲜美和营养。

但其实这是一个认识误区，鱼类体内都含有一定的有毒物质，活杀现吃，有毒物质来不及排除，这些残留毒素很可能对身体造成危害。

在购买活鱼后可以先用清水养上一两天再食用，已宰杀好的鱼最好用清水浸泡1小时左右，尽量令鱼身上的残余毒素排出，降低有毒物质对身体的危害。

而烹饪最好在鱼死亡数小时后进行，这是因为鱼肉的结缔组织在经过宰杀处理后会逐渐软化，肉质也变得更为鲜香可口，此时烹饪，味道最好。

鱼类是很好的健康食品，但吃鱼也要讲究方法，这样才能真正地吃出健康。

（1）有毒鱼类

1）河豚：河豚是一种无鳞鱼，全球有200多种，中国有70多种。它主要生活于海水中，但在每年清明节前后多由海中逆游至入海口的河中。

河豚肉鲜美诱人，但含有剧毒物质，可引起世界上最严重的动物性食物中毒。河豚的内脏含毒素，毒量的多少因部位及季节而异。卵巢和肝脏有剧毒，其次为肾脏、血液、眼睛、鳃和皮肤。一般精巢和肉无毒，但个别种类河豚的肠、精巢和肌肉也有毒性。每年2~5月份是河豚的卵巢发育期，毒性较强，6~7月份产卵后，卵巢退化，毒性减弱。引起人们中毒的河豚毒素有河豚素、河豚酸、河豚卵巢毒素及河豚肝毒素等。

河豚素为无色针状结晶体，是一种毒性强烈的非蛋白类神经毒素。河豚毒素的理化性质比较稳定，加热和用盐腌制均不能破坏其毒性。河豚毒素的毒理作用现已证明主要是阻碍神经和肌肉的传导，使骨骼肌、横膈肌及呼吸神经中枢麻痹，引起呼吸停止。其毒性比氰化钾大1 000倍，0.5毫克即可使人中毒死亡。

河豚中毒的临床表现分为4个阶段。中毒的初期即第1阶段，首先感到发热，接着便是嘴唇和舌间发麻，头痛、腹痛、步态不稳，同时出现呕吐。第2阶段，出现不完全运动麻痹，运动麻痹是河豚中毒的重要特征之一。呕吐后病情的严重程度加大和发展速度加快，不能运动，知觉麻痹，语言障碍，出现呼吸困难和血压下降。第3阶段，运动中枢完全受到抑制，运动完全麻痹，生理反射降低。由于缺氧，出现发绀，呼吸困难加剧，各项反射渐渐消失。第4阶段，意识消失。河豚中毒的另一个特征是患者死亡前意识清楚，当意识消失后，呼吸停止，心脏也很快停止跳动。

河豚毒素比氰化钾大1 000倍，0.5毫克即可使人中毒死亡。

防止河豚毒素中毒的措施：①掌握河豚鱼的特征，学会识别河豚鱼的方法，不食用河豚。②发现中毒者，以催吐、洗胃和导泻为主，尽快使食入的有毒食物排出体外。

2）肉毒鱼类：肉毒鱼类的主要有毒成分是一种称作"雪卡"的毒素，它常存在于鱼体肌肉、内脏和生殖腺等组织或器官中，它是不溶于水的脂溶性物质，对热十分稳定，是一种外因性和累积性的神经毒素，它具有胆碱酯酶阻碍作用，类同于有机磷农药中毒的性质。

主要中毒症状：初期感觉口渴，唇舌和手指发麻，并伴有恶心、呕吐、头痛、腹痛、肌肉无力等症状，几周后可恢复。很少出现死亡，其死亡原因较复杂，病人大多死于心力衰竭。

由于这种毒素不能在日常烹调、蒸煮或日晒干燥中去除，所以在食用前应以小鼠试验检查是否为毒鱼，确认无毒后才可以食用。

相关链接　擅吃鱼胆解毒不成反中毒

中医学认为鱼胆有清热解毒、明目、止咳的功效，所以尽管鱼胆味苦，也有不少人食用。

但鱼的胆汁中含有强毒性的毒素，如鲤醇硫酸酯钠等，这些毒素耐热且不会被酒精所破坏，因而无论是将鱼胆烹熟、生吞，或是用酒送服，都有可能发生中毒。

鱼胆中毒发病快，病情险恶。

症状较轻者表现为恶心、呕吐、腹痛、腹泻等症状，严重者会出现肝大、黄疸、肝区压痛、肾区叩痛等症状。如果抢救不及时，甚至会出现肝、肾衰竭直至死亡。因此，鱼胆尽量还是少吃，即使药用也要遵从医生的建议。

相关链接　鱼汞含量高的部位

随着鱼龄的增长，鱼体内蓄积的汞就会越多，特别是鱼脑和鱼皮的汞蓄积量明显上升，汞含量最高部位依次为：鱼头、鱼皮、鱼肉、鱼籽。以鲫鱼为例，200克以下的鲫鱼其鱼肉、鱼子、鱼皮、鱼脑的汞含量都非常低，数值差异也不明显；而400克左右的鲫鱼，其鱼皮的汞含量比200克以下的上升5倍，鱼脑的汞含量竟达20倍以上。因此，在选购鲜鱼时最好选择个头小的鱼，吃鱼的时候也最好不要吃鱼头和鱼皮。

3）鱼类引起的组胺中毒：引起此类中毒的鱼大多是含组氨酸高的鱼类，主要是海产鱼中的青皮红肉鱼类，如金枪鱼、秋刀鱼、竹荚鱼、沙丁鱼、青鳞鱼、金线鱼、鲐鱼等。当鱼不新鲜或腐败时，鱼体中游离组氨酸经脱羧酶作用产生组胺。

当组胺积蓄至一定量时，食后便可引起中毒。鱼体污染变形杆菌、葡萄球菌的因含此酶（脱羧酶）多；在15~20℃；含盐3%~5%，pH中性偏酸的环境中最易产生组胺。

主要中毒表现：潜伏期一般为0.5~1小时，最短为5分钟，最长达4小时。以局部或全身毛细血管扩张、通透性增强、支气管收缩为主，主要症状如脸红、头晕、头痛、心悸、脉快、胸闷和呼吸窘迫等，部分病人出现眼结膜充血、瞳孔散大、视物模糊、脸发胀、唇水肿、口和舌及四肢发麻、恶心、呕吐、腹痛、荨麻疹（包括出血性荨麻疹）、全身潮红、血压下降等。中毒特点是发病快、症状轻、恢复迅速，发病率可达50%左右，偶有死亡病例报道。

预防鱼类引起组胺中毒的措施：①不吃腐败变质及不新鲜的鱼，特别是青皮红肉的鱼类。市售鲜鲐鱼等青皮红肉鱼类应冷藏或冷冻，要有较高的鲜度，根据《海水鱼类卫生标准》的规定，鲐鱼的组胺应≤100毫克/升；其他鱼类≤30毫克/升。②选购鲜鲐鱼等要特别注意其鲜度，如发现鱼眼变红、色泽不新鲜、鱼体无弹力时，则不应选购，亦不得食用。购后应及时烹调，如盐腌，应劈开鱼背并加25%以上的食盐腌制。③食用鲜、咸鲐鱼时，烹调前应去内脏、洗净，切成2寸段，用水浸泡4~6小时，可使组胺量下降44%，烹调时加入适量雪里蕻或红果，组胺可下降65%。④注意烹调方法，以红烧或清蒸、焖酥为宜，不宜油煎或油炸。

相关链接　空腹吃鱼可能引起痛风

痛风是由于嘌呤代谢紊乱引起的疾病，大多数鱼本身嘌呤含量较大，如果在空腹状态下大量食用鱼肉，由于缺乏足够的碳水化合物来分解，很容易会导致酸碱平衡失调，从而诱发痛风或加重痛风病情。因此在吃鱼肉前最好先吃一些含淀粉的食品，如杂粮粥、面食、芋头等，用餐时也可食用一些含淀粉的菜肴，如甘薯、玉米、土豆等，以此减轻嘌呤的危害，起到保护身体健康的作用。

提示

有过敏性疾病患者，以不吃青皮红肉鱼为宜。

案例　顺德56人食"老虎斑"中毒

《南方日报》2005年8月9日报道：2004年11月6日，李先生在顺德龙江某饭店摆设寿宴，翌日凌晨，赴宴亲友中有56人出现了腹泻甚至四肢麻痹、全身无力等症状，送院就医后经诊断发现，属于集体食物中毒——寿宴中的"大老虎斑"鱼含有"雪卡"毒。

事件发生后，顺德区卫生监督所已向顺德各大酒店发出通知：2千克以上的大斑鱼等深海鱼禁止上桌，建议市民慎食2千克以上的深海鱼。顺德区消委会也向市民发出消费警示建议市民慎食深海鱼，制作深海鱼食品时要切净内脏。

"大老虎斑"等深海鱼天生是无毒的，但由于环境污染，深海里产生了大量的"雪卡"毒素黏附在海藻或死去的珊瑚表面，小鱼、小虾吃下带有毒素的海藻，深海鱼又吃小鱼，导致毒素积聚在大深海鱼身上，尤其是内脏里。

"雪卡"毒素是一种神经毒素，进食含"雪卡"毒素的鱼肉后，会出现头晕、恶心、呕吐、腹痛、腹泻和温度感觉倒错等症状，严重者脱水休克。据估计，超过400种鱼类可能引起"雪卡"毒素中毒，包括西星斑、老虎斑、杉斑、苏眉等石斑鱼和海鲈鱼等。

（2）有毒贝类：贝类是动物性蛋白食品的来源之一，它的种类很多，至今有记载的有十几万种。世界沿海国家常有贝类中毒的报道。

世界上可作为食品的贝类约有几十种，已知的大多数贝类都含有一定数量的有毒物质，通常认为贝类食物中毒与贝类吸食浮游藻类有关。

毒物在贝类体内蓄积和代谢，人们食用这些贝类后可造成食物中毒。常见的食品有鲍类、蛤类、海兔类等。

1）蛤类：蛤的种类很多，全世界约有15 000多种，多为无毒，有少数种类有毒。如果食量过多或吃法不当会引起中毒。中国蛤类资源丰富，常见的毒蛤有义蛤、四角蛤蜊等。在蛤的肝脏和消化腺内有一种麻痹性贝类毒素，这种毒素来源于某些海藻。海水中有毒海藻的浓度和贝类的毒化有直接联系，海洋春夏季节出现的赤潮可以造成贝类的毒化。

当人摄食了被毒化的贝类可以引起麻痹性贝类中毒。麻痹性贝类毒素也称麻痹性海藻毒素。这类毒素中有一种毒素叫3，4，

6-三烷基四氢嘌呤，易溶于水，热处理不被破坏，它对蛤本身无毒，但对人体有害。毒素具有河豚毒素的作用，可造成中枢神经组织麻痹，骨骼肌无力、瘫软，但降压作用较弱。

由于蛤类中毒一般是在特定的地区和季节出现，所以，有效的防治方法是加强卫生防疫部门的监督。许多国家规定，每年5~10月份进行定期检查，如有毒藻类大量存在时，说明有发生中毒的危险，并对蛤类做毒素含量测定，若超过规定标准，则应作出禁止食用的决定和措施。

2）鲍类：鲍鱼的肝、内脏中含有一种有毒化合物，叫鲍鱼毒素。鲍鱼毒素是一种有感光力的有毒色素，这种毒素来源于鲍鱼食饵海藻所含的外源性毒物。皱纹盘鲍毒素很耐热，煮沸30分钟不被破坏。

冰冻（-20~-15℃）保存10个月不失去活性。这个毒素的提取物呈暗褐色，在紫外线和阳光下呈很强的荧光红色。

人和动物食用鲍肝和内脏后不在阳光下暴露是不会致病的，如在阳光下暴露，就会得一种特殊的光过敏症。

3）海兔类：海兔又名海珠，是生活在浅海中的贝类，种类很多，其卵含有丰富的营养，是中国东南沿海地区人们喜爱的食品，并可入药。

海兔主要生活在浅海潮流较流畅、海水清澈的海湾，以各种海藻为食，其体色和花纹与栖息环境中的海藻相似。当它们食用某些海藻之后，身体就能很快地变为这种海藻的颜色，并以此来保护自己。

海兔体内的毒腺又叫蛋白腺，能分泌一种酸性乳状液体，气味难闻。海兔的皮肤组织中含一种有毒性的挥发油，对神经系统有麻痹作用，大量食用会引起头痛，误食或接触海兔将发生中毒。

防止贝类毒素中毒的措施：①食用贝类食品时，要反复清洗、浸泡，并采取适当的烹饪方法，以清除或减少食品中的毒素。②制定该类毒素在食品中的限量标准。③发现中毒者，以催吐、洗胃和导泻为主，尽快使食入的有毒食物及时排出体外。

（3）有毒昆虫：

1）蚂蚁：世界上蚂蚁有6 000种，蚂蚁毒素主要是其用于防御和杀昆虫的分泌物，毒素因蚂蚁种类的不同而异。有刺的蚂蚁都具有毒素，它们的毒器是为杀死猎物而用的。

对人、畜来说，大多数蚂蚁的毒素是没有危险的，况且它们并不能刺透人、畜的皮肤。目前发现能引起人、畜中毒的蚂蚁主要有火蚁、南美鳌蚁、金色火蚁等。

2）蜘蛛：蜘蛛大多有毒鳌及毒腺，用以捕食和自卫，一般对人类无重大危害，人及动物中毒，原因多是由于雌蛛在受到惊动时蜇伤人或动物，此时蜘蛛体内的毒腺所分泌的毒液从鳌肢经被蜇者皮肤的蜇伤处进入体内。

在中国生存的，对脊椎动物毒性较大的毒蜘蛛主要有以下几种。红斑蛛，又名黑寡妇蜘蛛，是世界上毒性最强的蜘蛛之一，在中国主要分布于海南、广东、广西等地。虎纹捕鸟蛛，分布于中国南方，为近年新鉴定的蜘蛛新种，该种蜘蛛穴居于地下，个体大、毒性强。台湾毒蛛，又名台湾毒蜘蛛，分布于中国台湾，一般居于石缝中，人被蜇伤后，局部疼痛，昏迷，有致死危险。

红蜘蛛，又名蜇人红蜘蛛，主要分布于上海、南京、北京、东北等地，人被蜇伤后，局部灼痛，毒素扩散范围很大，疼痛可达2周左右，但一般无致死危险。蜘蛛的毒液中含有蜘蛛毒素，根据其化学结构上的特点可分为两大类，一类是相对分子质量较大的蛋白质与多肽类神经毒素，另一类是相对分子质量较小的非肽类神经毒素。

3）毒蜂：蜂蜜浓甜可口，营养丰富，除含有葡萄糖、果糖之外，还含有多种人体必需氨基酸、维生素、酶类、有机酸、微量元素等营养物质，具有延年益寿、润肺、止咳、通便等作用。然而，有些毒蜂如大黄蜂所酿的蜜中含有乙酰胆碱、组胺、磷脂酶A等，可使平滑肌收缩，运动麻痹，血压下降，呼吸困难，局部疼痛、淤血及水肿等。

一般蜂蜜是无毒的，但有的蜂蜜却是有毒的，这是一种特殊情况，毒源不是来自蜜蜂本身，而是蜜源有毒。有毒蜂蜜实际上是由于蜜蜂采集了有毒的花粉酿蜜所致。

这种蜂蜜称为"毒蜜"或"醉蜜"。通常，蜜蜂采集花粉时，对毒性特强的花是有鉴别能力的，望而避开，但对一些有毒却无特殊异味的花，常被误采而酿成有毒的蜂蜜。据目前所知，雷公藤、荞麦、洋地黄、断肠草等植物花粉都有一定毒性，被蜜蜂误采酿成蜂蜜可致人中毒。

4）蜈蚣：蜈蚣又名百足虫、金头蜈蚣，为雌雄异体，卵生，并有孵卵和育幼的习性。蜈蚣作为药用时用量过大可引起中毒。

人、畜被其蜇伤时，毒液注入人畜体内，也会产生毒害作用。蜈蚣体内的有毒成分主要有组胺、5-羟色胺和溶血蛋白。此外，还含有酪氨酸、亮氨酸、蚁酸、游离脂肪酸、胆固醇、甘油酯等。体内含有的酶主要有蛋白酶、酯酶、羧肽酶、碱性磷酸单酯酶、磷酸二酯酶等。

5）蝎子：蝎毒由蛋白质和一些非蛋白质小分子物质及水分组成。其中主要成分是多种碱性小蛋白质，非蛋白质的小分子物质主要是一些脂类、有机酸、游离氨基酸等，有的还含有一些生物碱以及一些多糖类。

蝎毒中的蛋白质以水溶性蛋白质含量最高，种类也最多。通常一种蝎毒中含有3~5种蛋白质。蝎毒中的这些蛋白质都具有不同程度的毒性和生理功能。这些内含碳、氧、氢、氮及硫等有毒的蛋白质构成了蝎毒的主要成分，是引起死亡和麻痹效应的活性物质，因而称蝎毒为蝎神经毒素或蝎毒蛋白。

由于蝎毒含蛋白质较多，因此较为黏稠，大多数新鲜的毒液呈中性或碱性。蝎毒素与蛇毒成分中的神经毒素化学性质类似，但其含量较高。有人认为这可能就是蝎毒较蛇毒剧烈的缘故之一。

蝎毒素中除了蛋白质之外，还含有一些酶类和抑制剂。如透明质酸酶可以水解细胞壁多糖，促进毒素迅速扩散进入有机体。据悉，印度红蝎中还发现了一种胰蛋白酶抑制剂，它能抑制高级动物胰脏所分泌的蛋白质水解酶的活力，使蝎毒素的毒性作用受到保护。

（4）其他动物：

1）蟾蜍：蟾蜍（癞蛤蟆），主要用作药材。它的形态与青蛙相似，但其背部为黑色，全身有点状突起，蟾蜍的耳后腺及皮肤腺能分泌一种具有毒性的白色浆液。

蟾蜍分泌的毒液成分复杂，约有30多种，主要的毒性成分是蟾蜍毒素，在超剂量使用时将损害心肌。蟾蜍为剧毒药，服用过量可导致死亡。蟾蜍中毒的病死率较高，而且无特效的治疗方法。

预防中毒的措施：不食用蟾蜍；如因治疗需要，应在医生的指导下食用，且食用量不宜过大。

2）海龟：中毒机制还不清楚，中毒后胃肠黏膜及其他组织充血坏死，脂肪变性。

3）海参：海参生活在海水中的岩礁底、沙泥底、珊瑚礁底。它们活动缓慢，在饵料丰富的地方，其活动范围很小，主要食物为混在泥沙或珊瑚泥沙里的有机质和微小的动植物。

海参是珍贵的滋补食品，有的还具有药用价值。但少数海参含有毒物质，食用后可引起中毒。全世界的海参有1 100种，分布在各个海洋，其中有30多个品种有毒。在中国沿海有60多种海参，有18种是有毒的。

多数具毒海参的内脏和体液中都存在有海参毒素。当海参受到刺激或侵犯时，从肛门射出毒液或从表皮腺分泌大量黏液状毒液抵抗侵犯或捕获小动物。海参毒素是一类皂苷化合物，具有类似苷变态的羊毛甾醇。海参毒素具有强的溶血作用，这可能是脊椎动物中毒致死的主要原因。此外，海参毒素还具有细胞毒性和神经肌肉毒性。人除了误食海参发生中毒外，还可因接触由海参排出的毒黏液引起中毒。

在一般的海参体内，海参毒素很少，即使食用少量的海参毒素，也能被胃酸水解为无毒的产物，所以，常吃的食用海参是安全的。

4）海星：海星全世界有1 200多种，有毒海星在中国有10种。海星毒素是一种皂角苷，可以使细胞表面发生改变，破坏细胞膜和组织膜的完整性，具有很强的溶血性，溶于水和含水乙醇，不溶于脂肪性溶剂。

这种毒素的水解产物与海参毒素水解产物相类似，含有葡萄糖、木糖、甲基葡萄糖和3-O-甲基葡萄糖。

5）海胆：全球海胆600~700种，致毒海胆有28种。中国常见的有8种。摄食海胆的生殖腺或被棘刺伤可引起中毒。大多数海胆在春、夏繁殖季节都是有毒的，毒素在生殖腺中产生。

海胆的生殖腺毒素和叉棘毒素可溶于水和盐水溶液。海胆叉棘内有一种黏性透明的毒液，这种毒素热稳定性很强，100℃煮沸15分钟不能破坏其毒性。白棘三列海胆中的球状叉棘毒素是不耐热蛋白质，45~47.5℃就可灭活，它可释放组胺或产生激肽，有溶血和降血压作用。

6）海葵：海葵的毒液主要集中在刺丝胞囊中，刺丝胞的形状不一，毒液的质和量也不同。蜇伤取决于刺丝胞的穿透能力，穿透力随种类而异。进食有毒海葵，特别在未煮熟时，发生中毒。

海葵的毒素复杂，由海葵素、海毒、催眠毒素等组成。这些物质具有神经毒、心脏毒、溶血毒和蛋白质酶抑制作用。

海葵素经蒸发后呈红色油状物，它的有毒成分为羟基四甲胺，具有耐热性，在水溶液中毒性易被破坏。海葵毒的有毒成分是5-羟色胺，具有强烈的抗凝血作用，耐热性差。催眠毒素呈蓝色，受热凝结，加热至55℃左右失去毒性。一般具有致死作用的神经毒，对中枢神经系统、运动神经和感觉神经具有明显的麻痹作用。

7）水母：水母的刺丝囊结构种类多达17种，毒性因种类而异。只要触及几个触须就能使几千个刺丝囊放出大量毒素。

刺丝囊内含海蜇毒素，其化学成分为多种高分子毒蛋白、多肽、氨基酸和多种酶。这些毒素有心脏毒性的，有细胞毒性的，有皮肤坏死性的和溶血性的。因种类不同，其毒性作用和毒性大小均有差异。

许多水母的毒蛋白可引起平滑肌、骨骼肌和心肌的持续性收缩，呈现肌肉痉挛。水母蜇伤引起中毒，其临床症状因水母种类和个体敏感性不同而有差异。霞水母中毒反应较轻，方水母、方指水母和立方水母为剧毒性水母。方水母（或称细斑指水母、海黄蜂）是最毒的海洋生物之一，致伤后可在30~60秒内引起死亡，其病死率达15%~20%。海蜇离水后，很快失去毒性，加工后的海蜇无毒。

8）螺类：螺类已知有8万多种，其中少数种类含有毒物质。其有毒部位分别在螺的肝脏或鳃下腺、唾液腺内，误食或过食可引起中毒。

螺类毒素属于非蛋白类麻痹型神经毒素，易溶于水，耐热耐酸，且不被消化酶分解破坏。

（5）动物腺体的毒性：

1）甲状腺：甲状腺位于气管喉头的前下部，是一个椭圆形颗粒状肉质物，并附着在气管上，如果食用未摘除甲状腺的家畜的血脖肉，即可引起中毒，以猪（牛，羊）的甲状腺中毒较常见。

误食动物甲状腺中毒，扰乱正常内分泌活动，严重影响下丘脑功能，类似甲亢症状。潜伏期1~10天，病程短者3~5天，长者可达数月。食甲状腺一旦发生中毒，可用抗甲状腺素药及促肾上腺皮质激素急救，并对症治疗。

2）肾上腺：肾上腺（小腰子）。误食后多在15~30分钟发病，主要症状是心窝部疼痛、恶心、腹泻、手麻、舌麻、心动过速、颜面苍白、瞳孔散大、恶寒等。

3）淋巴结

淋巴结兽医称其为花子肉。淋巴系统是机体免疫功能的重要部分，每个淋巴结管辖一定部位的淋巴管，当某一部位受病原体侵袭时，淋巴结会通过淋巴管把带来的微生物阻留下来。

误食淋巴结可引起感染性疾病。如吃了猪的淋巴结后出现头痛、腹痛、四肢疼痛等症状。

预防措施：屠宰过程中要清除动物三腺；防止三腺混入肉糜中；不买、不吃无安全保障的肉糜、碎肉。

（6）动物肝脏中有毒物质：

1）藏毒：肝脏是动物的最大解毒器官，动物体内的各种毒素，大多要经过肝脏来处理、排泄、转化、结合，因此，肝脏中暗藏毒素。

肝脏又是重要的免疫器官和"化学加工厂"，它可以产生多种激素、抗体、免疫细胞等，而这些物质往往对异体（例如对人体）有毒。由于肝脏储血较多，血量丰富，所以进入动物体内的细菌、寄生虫，往往在肝脏生长繁殖。动物体内其他组织发生病变时，肝脏首先发生肿大、淤血。肝脏本身也容易发生病变，如动物的肝炎、肝硬化、肝癌等。

2）食用动物肝注意：

A. 选择健康肝脏。肝脏淤血、异常肿大、内包白色结节、肿块或干缩、坚硬，或胆管明显扩张，流出污浊的胆汁或见有虫体等，都可能为病态肝脏，不宜食用。

B. 对可食肝脏，食前必须彻底消除肝内毒物。方法是反复用水浸泡3~4小时。如需急用，也可在肝表面切数刀，以增加浸泡效果，彻底去除肝内积血，方可烹饪食用。烹饪时要充分加热，使之彻底熟透，不可半生食用。

C. 当心鱼类肝脏中毒。鱼类中鲅鱼、鲨鱼、旗鱼和硬鳞脂鱼等鱼肝脏，经常引发中毒事件。这些鱼类中大型品种的肝脏，更易使人中毒。

D. 注意食肝脏的用量。不可一次过量食用或小量连续食用。动物肝脏富含胆固醇，胆固醇高所引起的疾病患者要少吃或不吃，如高脂血症、动脉粥样硬化、冠心病及动脉粥样硬化引起的高血压患者。

案例 蛋黄坚韧的"坚强蛋"

上海大卖场和超市2012年2月出现蛋黄坚韧，如同果冻一样不易打碎，煮熟后还像乒乓球一样有弹性的"坚强蛋"。业内专家认为这种蛋，可能是用棉籽饼做饲料而导致蛋黄感官变性。

棉籽饼含棉酚很高，可能使"坚强蛋"的棉酚过高而影响人体的生殖健康。

四、致病性病毒及危害

相关链接　勤洗手、漱口利防病毒

冬季是喜冷怕热病毒的猖狂季节，在呼吸道引起感冒的冠状病毒、呼吸道合胞病毒，引起流感的流感病毒，在消化道引起肠胃炎的诺沃克病毒、轮状病毒等，这些病毒导致的感染极易在人群中流行。

预防这些病毒，洗手、漱口是重要和基本措施，尽管尚不能完全控制病毒的传染，但也具有良好预防与传染的效果。

洗手：用肥皂在双手每一角落揉搓，然后用流水冲洗20s以上。

漱口：先把水含在口中咕噜咕噜漱后吐出；然后将含在口中的水向后在喉咙处哗啦哗啦漱15秒以上吐出；再一次含水昂首哗啦哗啦漱后吐出。

病毒是非常小的微生物，大小为15~400纳米，会引起植物、动物和人类的许多疾病。这些感染不是随机发生的，每类病毒有它自己的典型宿主。

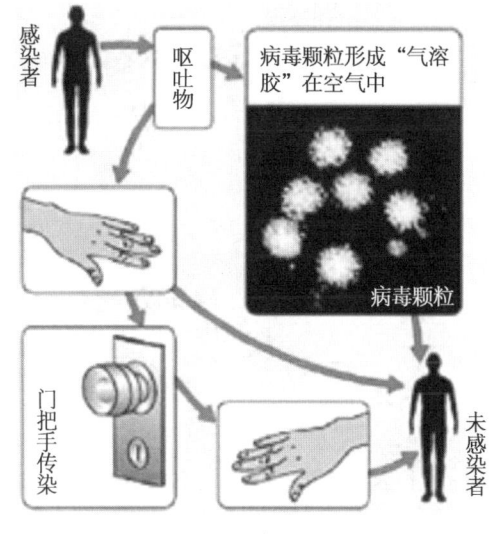

图3-21 病毒感染途径

病毒有不同的传播途径，包括呼吸、血液、食品、接触动物等。在食源性感染中，最相关的是那些感染肠道细胞，并经粪便或呕吐物排泄出来的病毒（图3-21）。

（一）食源性病毒感染的特点

只需较少的病毒即可引起感染；从病毒感染者的粪便中可以排出大量病毒颗粒；需要特异活细胞才能繁殖，因此在食品和水中不进行繁殖；食源性病毒在环境中相当稳定，对酸普遍有耐受性。

（二）食源性病毒感染的分类

在人类胃肠道中有许多病毒，引起食源性疾病的只有数种，根据引起疾病性质的不同可分为3类：①引起胃肠炎的病毒。②肠道传播的肝炎病毒。③在人的肠道中繁殖但转移到其他器官（如中枢神经系统和肝脏）引起疾病的病毒。

1.急性胃肠炎病毒

（1）轮状病毒：轮状病毒（图3-22）是人类、哺乳动物和鸟类腹泻的重要病原体，是病毒性胃肠炎的主要病原体，也是导致婴幼儿死亡的主要原因之一。

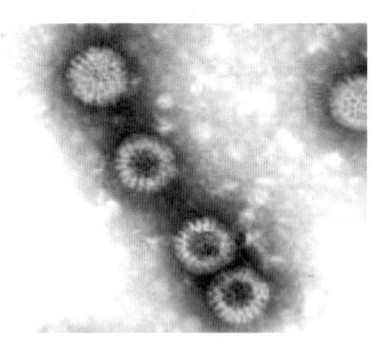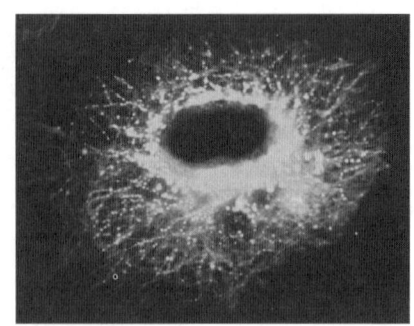

图3-22　轮状病毒

1）生物学特性：轮状病毒形态呈大小不等的球形，为立体对称的二十面体，直径60~80纳米，双层衣壳，无包膜，复染后在电镜下观察，病毒外形呈车轮状。

根据轮状病毒基因结构和抗原性的差别，通过免疫电镜等多种方法将轮状病毒分为A、B、C、D、E、F、G 7组。其中主要感染人类的是A、B、C 3组，在人类和动物中广泛流行且具有很强致病作用的主要是A组。

轮状病毒在粪便中存活数天到数周。耐乙醚、酸、碱和反复冻融，pH值适应范围广（pH3.5~10），在室温相对稳定，55℃30分钟可被灭活。

2）流行病学：由轮状病毒感染而引起的疾病在世界范围内普遍存在。对50多个国家进行的调查研究表明，轮状病毒感染的发病率和病死率都很高，因急性腹泻住院的儿童，其粪便标本中有20%~70%可检出轮状病毒。

轮状病毒感染的传染源为患者、隐性感染者及病毒携带者。由于后两者不易被发现，因而是更重要的传染源。

任何年龄的人和动物均可感染轮状病毒，但有症状感染一般发生在6月龄至2岁的婴幼儿和幼小动物，2岁以上的感染者较少发生严重疾病。

轮状病毒感染具有明显的季节性，高峰期出现在晚秋及冬季，少数地区季节性不明显而呈常年流行。

3）相关食品：轮状病毒存在于肠道内，通过粪便排到外界环境，污染土壤、食品和水源，经消化道途径传染给其他人群。

在人群生活密集的地方，轮状病毒主要是通过带毒者的手造成食品污染而传播，在儿童及老年人病房、幼儿园和家庭中均可爆发。

感染轮状病毒的食品从业人员在食品加工、运输、销售时可以污染食品。

4）发病机制和临床表现：A型轮状病毒最为常见，是引起6个月至2岁婴幼儿严重胃肠炎的主要病原体，年长儿童和成年人常呈无症状感染。传染源是病人和无症状带毒者从粪便排出的病毒，经粪-口途径传播。病毒侵入人体后在小肠黏膜绒毛细胞内增殖，造成细胞溶解死亡，微绒毛萎缩、变短和脱落，腺窝细胞增生、分泌增多，导致严重腹泻。潜伏期为24~48小时，突然发病，出现发热、腹泻、呕吐和脱水等症状，一般为自限性，可完全恢复。但当婴儿营养不良或已有脱水，若治疗不及时，会导致婴儿的死亡。

B型轮状病毒可在年长儿童和成年人中暴发流行，C型病毒对人的致病性与A型类似，但发病率很低。

由于该病毒具有抵抗蛋白分解酶和胃酸的作用，所以能通过胃到达小肠，引起急性胃肠炎。感染剂量为10~100个感染性病毒颗粒，而患者在每毫升粪便中可排出10^8~10^{10}个病毒颗粒，因此，通过病毒污染的手、用品和餐具完全可以使食品中的轮状病毒达到感染剂量。

5）预防和控制措施：

A. 一般预防：提倡母乳喂养；重视水源卫生，防止水源污染；婴儿室严格消毒，提倡母婴同室，防止医源性传播；幼儿园玩具定期消毒；早发现、早隔离、早诊断、早治疗等。

B. 疫苗预防：预防轮状病毒性感染的理想措施是服用轮状病毒疫苗，刺激机体在局部和血清中产生抗体。WHO已将轮状病毒感染纳入全球腹泻病控制和免疫规划，并建议将轮状病毒疫苗列入各国儿童计划免疫。

（2）杯状病毒：引起人类胃肠炎的杯状病毒（calicivirus）（图3-23）包括小圆形结构化病毒（SRSV）和"典型"杯状病毒（"classic" calicivirus）。"典型"杯状病毒于1976年从小儿粪便中发现，属人杯状病毒（USeS，HuCV）。SRSV是世界上引起非细菌性胃肠炎暴发流行最重要的病原体，血清学研究也证实这一点。HuCV主要引起5岁以下小儿腹泻，但发病率很低。

1）生物学特性：HuCV形态特点是表面有杯状凹陷，棱高低不平，如沿三重对称轴观察时可见中间1个，四周6个杯状凹陷。无包膜，含单链RNA基因。

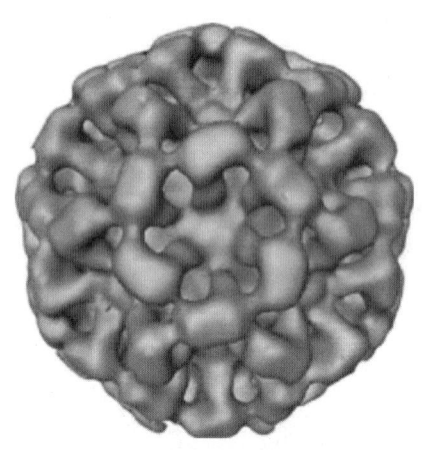

图3-23　杯状病毒

2）流行病学：HuCV引起的胃肠炎呈暴发或散发性发病，在世界各地均有发生，近年来以东南亚地区为多。婴幼儿发病较多，年长儿童和成人发病较少，但可有不显性感染。20世纪80年代中期，在日本及英国人群中检测抗杯状病毒抗体时观察到在幼儿已能测得，阳性率随年龄增长而增高，儿童及成人中可达90%。

3）发病机制和临床表现：HuCV经粪－口传播，进入胃肠道，主要在小肠黏膜繁殖并引起病变，在肠腔内有炎症性渗出。不论显性或不显性感染，粪便均排病毒，且可成为无症状带毒及排毒者，血清特异性抗体效价升高。

HuCV胃肠炎14例，为4~11岁儿童，1例成人。其中呕吐71.4%、腹痛42.9%、腹泻35.7%。症状持续24~72小时后恢复。有报道年龄<20个月婴儿发病后100%出现腹泻，病程较幼儿为长，可持续8~9天。在该病爆发过程中有29%~88%为不显性感染，粪便排病毒，在流行病学中有一定的传播作用。

4）相关食品：诺瓦克病毒主要是通过污染水和食物经粪－口途径而传播，也有人和人之间相互传播的，水是引起疾病暴发的最常见的传染源，自来水、井水、游泳池水等都可以引起病毒的传播。

5）预防和控制措施：加强饮食卫生教育，避免摄入可能被该病毒污染的食物和饮品；加强排泄物和废弃物的管理，防止环境污染。

非细菌性胃肠炎暴发事件的调查表明，许多急性胃肠炎暴发都与被污染的食物和（或）水有关。由于导致感染所需病毒量很少（<100病毒颗粒），因此，通过空气中的细小粒子、人与人之间的直接接触及被污染的环境均有可能引起感染，家庭成员或朋友之间的互相传播亦很常见。

由于无症状的隐性感染可持续排毒超过1周时间，被感染的食物加工者和销售员可能成为重要的传染源。

带毒的排泄物又可污染食品，HuCV存活在水中，用氯（浓度为10毫克/升）消毒或加热至60℃均不能将其杀死，所以，HuCV能通过娱乐用水、饮用水以及未经煮过的牡蛎而传播。

案例　美国皇家"海洋自由号"游轮的"诺瓦克"病毒

2006年11月26日，满载3 800名乘客和1 300名船员的美国皇家"海洋自由号"客轮从迈阿密港出发了。刚出发不久，一名游客又拉又吐，不停地去卫生间。这位游客身上携带着一种传染性很强的病毒。这种病毒不断地从游客的粪便和呕吐物中排出体外，又通过游客的手污染了船上的栏杆、门把手、电梯按钮……病毒在悄悄地扩散。很快，一批又一批新的腹泻者出现了，全船338名乘客和46名船员出现了同样的症状。经过一番检查和诊断，病因终于找到了，是一种名叫"诺瓦克"的病毒在作恶。这是诺瓦克病毒在这个月内第2次袭击美国游轮了。10多天前发生在美国的另一艘游船——"嘉年华自由号"上，船上530多名乘客和140名船员被诺瓦克病毒感染。

诺瓦克病毒和诺瓦克样病毒

诺瓦克病毒是一种新发现的病毒。

1972年，在美国的诺瓦克镇暴发了一种流行性腹泻，美国医生Kapikian和他的同事们用电子显微镜观察一位腹泻病人的大便时，发现了一种以前没有见到过的小圆形病毒颗粒，因此而被命名为"诺瓦克病毒"。

后来，世界各地又发现了一些与诺瓦克病毒很相似的病毒，如南安普顿病毒、沙漠防御病毒、墨西哥病毒和夏威夷病毒等，这些病毒都可引起急性胃肠炎的症状，科学家把它们统称为"诺瓦克样病毒"。

诺瓦克病毒对人类有危害

诺瓦克病毒是病毒性腹泻的主要原因之一。它的感染很像夏季多发的细菌性食物中毒，潜伏期很短，多在24~48小时内发病。

病人表现为恶心、呕吐、腹部痉挛性疼痛、腹泻，大便像水一样，量较多，没有脓血。有些病人表现有头痛和低热。大多数病人不用治疗，2~3天后可自愈，但年老体弱的病人可因此发生脱水或其他并发症，甚至引起死亡。

诺瓦克病毒的危害在于它的传染性很强，常常表现为集体爆发流行。1996年1月~1997年6月，美国CDC收到的90起非细菌性胃肠炎爆发中96%是诺瓦克病毒引起；1996~2000年美国CDC接报348起诺瓦克病毒性腹泻暴发的报道，136起（39%）发生在饭店，101起（29%）在疗养院或医院，42起（12%）在学校和托幼机构，还有10%在度假场所和游船上。日本自2017年11月以来，集体感染肠胃炎的现象在全日本共有236起，发病者达7821人，其中查出感染诺瓦克病毒者5371人，死亡12人。仅东京都内就有6所小学、11所幼儿园共778人感染诺瓦克病毒。我国在许多地方已经发现了诺瓦克病毒流行的踪迹，有些地区还出现了小流行。广东省报道的病例最多。2005年，广东省共接到诺瓦克病毒性腹泻群体性流行12起，469人感染。其中11起因共同就餐感染。

病情通常并不严重，不过，病人在开始生病直到康复后3天都会传染病毒。

根据卫健委资料，诺瓦克病毒没有疫苗，也不能通过抗生素治疗，治疗的方式通常是通过多喝水、果汁等来预防呕吐和腹泻时造成的脱水，无法

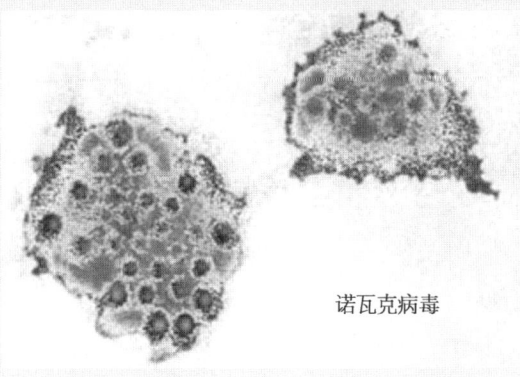

诺瓦克病毒

自行补水的应该求医。

诺瓦克病毒传播

诺瓦克病毒感染多发生在冬季，诺瓦克样病毒感染的患者、隐性感染者及健康携带者均可为传染源。

主要传播途径是经粪－口途径传播。病人的大便和呕吐物中带有大量病毒，可经过水、食物、手等污染食物而使人感染。

人与人之间的直接接触或吸入含病毒的微粒（患者排出的呕吐物在空气中蒸发）也可感染。该病毒可以存在于海鲜中，尤其是牡蛎，人食用了携带该病毒的海鲜，就可能被感染而发病，生吃贝类食物是导致诺瓦克样病毒胃肠炎暴发流行的最常见原因。

预防诺瓦克病毒感染

控制环境和水源的污染是防止诺瓦克病毒爆发的重要措施。诺瓦克病毒流行大多源于某种食物或水的污染，再因人与人的接触而传播。

集体餐饮单位要特别注意食品的安全和卫生，尤其是牡蛎、蛤蚧等贝类水生物。这类生物依赖滤食水中浮游物生长，从而可将诺瓦克病毒大量浓集在体内。如果吃了没有完全熟透的贝类，就可能感染诺瓦克病毒。

要限制向海水排污，防止养殖水体污染是预防贝类引发诺瓦克病毒等多种传染病的有效措施。

发现不明原因腹泻的病人要及时隔离，接触腹泻病人要用肥皂洗手，病人衣物要立即用肥皂水浸泡后清洗，用物要用含氯消毒液擦拭消毒。发生群体性流行的公共场所要立即关闭，流行过后应进行终末消毒后方可开放。

案例　上海武宁路小学56人感染诺如病毒

2015年10月13日，一年级1名学生呕吐。14日又有2名学生呕吐、腹泻。14日54名学生2位教师出现上述症状。经相关疾控、卫生等部门调查，确认为感染诺如病毒。

注：上海每年11月~2月份是诺如病毒感染性腹泻流行期和高发期。感染后引起呕吐、腹泻等急性发病，伴有发热。

诺如病毒可通过污染的食品、饮用水、人体密切接触传播，也可因人呕吐物、排泄物处理不当，使病毒通过气溶胶传播。

（3）星状病毒（AstV）：星状病毒于1975年首次由AppLeton等在急性胃肠炎患儿的粪便中用电镜观察到。现已证明，星状病毒是引起婴幼儿、老年人及免疫功能低下者腹泻的重要病原之一，是既可引起散发腹泻又可引起暴发流行急性胃肠炎的病原体，随着对星状病毒研究不断深入，其流行病学意义日益受到重视。

1）生物学特性：星状病毒属于星状病毒科（Astroviridae）。人类星状病毒颗粒用钼酸铵染色后，几乎全部的病毒颗粒都呈典型的星状结构，故而得名。是单股正链RNA病毒，现可在体外培养。

2）流行病学特点：星状病毒感染多发生在2岁以下婴幼儿，此年龄段以散发性发病为主，但也可发生暴发流行。与轮状病毒一样，星状病毒感染具有明显的季节性，在温带地区流行季节一般为冬季，而在热带地区流行季节为雨季。在年龄分布上，星状病毒、轮状病毒和杯状病毒的平均感染年龄分别为34、11和14.8月龄。

关于星状病毒的传播途径及感染方式报道较少，消化道传播是其主要的传播途径。杯状病毒的主要传播媒介是牡蛎等海生食物，公共娱乐水域也可能是传播星状病毒的介质。

3）发病机制和临床表现：研究表明，星状病毒一般感染十二指肠绒毛较低部分的黏膜上皮。病毒在黏膜上皮细胞中的复制可能会导致细胞裂解和星状病毒颗粒释放到肠腔，但粪便样品中无法检测出病毒。随着腹泻的延续，细胞分泌物出现，有时为水样的，腹泻常持续2~3天，但也可能持续1周或更长时间，而且当症状持续时，细胞分泌物也会持续产生。在疾病的高峰期，可在粪便样品中每克排泄物检测到10^{10}个病毒。

星状病毒感染后，经过1~3天的潜伏期后即出现腹泻症状，表现为水样便并伴有呕吐、腹痛、发热等症状。单纯星状病毒感染者症状多较轻，一般不发生脱水等严重并发症。

4）预防和控制措施：尚未见星状病毒疫苗研制成功的报道。

现阶段应加强水源、食物及环境卫生的管理，尽可能地防止星状病毒的传播和流行。

2. 肝炎病毒　肝炎病毒引起传染性肝炎。引起病毒性肝炎的病毒有甲、乙、丙、丁、戊、己、庚型肝炎病毒，经食品传播的肝炎病毒有甲型和戊型肝炎病毒。

（1）甲型肝炎病毒（HAV）：甲型病毒性肝炎（甲型肝炎），是由嗜肝病毒属甲型肝炎病毒污染食物或水源，经粪-口即消化道途径传播引起的急性肝脏损害。

1）生物学特性：1973年，美国科学家Feinstore等从病人的粪便中证实颗粒样的甲型肝炎病毒。该病毒颗粒可与恢复期病人血清发生免疫沉淀，并指出这种抗体的出现可抗这些病毒颗粒，才明确甲型肝炎的病毒病原。

甲型肝炎病毒在25℃，pH3.0，3小时内保持稳定，并且耐氯仿、二氯二氟甲烷（冷冻剂）。甲型肝炎病毒比其他细小RNA病毒相对耐热，该病毒在60℃可存活1小时，储存在25℃干燥和相对湿度<42%条件下至少可存活1个月，在-20℃可存活数年。甲型肝炎病毒在98~100℃5分钟即可被破坏。

2）流行病学：甲型肝炎是世界性分布的疾病，可呈现流行或散发。

甲型肝炎病毒在感染病人的粪便中，经粪-口途径迅速传播，通常是由于粪便污染食物或水源所致。由于不存在病毒的长期感染和储存在动物和其他宿主内，甲型肝炎病毒在人群中连续传播是由急性患者传给易感人群的。

A. 粪-口传播途径通过人与人密切接触：实验性传播研究显示甲型肝炎病毒可经口感染人体，这是主要的传播途径。综合志愿者人体实验和动物实验，在粪便中排出甲型肝炎病毒是在症状出现前2~3周至症状出现后8天内，当黄疸出现后19d~4周内不再有传染性。这个结论能估计甲型肝炎病毒传给一个易感宿主，有传染性到粪便中不再排病毒的期限。

B. 粪便污染食物和水源传播：污染水引起甲型肝炎爆发屡有发生，私人水源或公共的供水系统被污水污染能导致甲型肝炎水源性爆发流行，但其占发生率并不高。不少甲型肝炎的流行呈地区性的发病与食用贝类、鱼类有关。污水污染生蚶、蚝、淡菜和不适当的蒸煮蚶同样是感染的原因。甲型肝炎暴发不仅与污染水中病毒的浓度，更与在贝类体内病毒繁殖数量有关。

C. 非粪便原因受甲型肝炎病毒污染：甲型肝炎病毒可通过体液传播，甲型肝炎患者的唾液使2只黑猩猩感染甲型肝炎病毒。还有人提示呼吸道分泌物可带有少量甲型肝炎病毒经接触或气雾途径传播。在一些病人出现黄疸前或开始出现黄疸时收取的尿液中含有低水平的感染性甲型肝炎病毒，尿污染食物有导致发病的可能。但上述途径传播的可能性极小。

D. 病毒血症和经皮传播：在甲型肝炎病毒感染后短暂的病毒血症已经被证实，经皮注射是一种常见的传播途径，几项研究已证实血液爆发甲型肝炎。大多数病例的病毒血症先于临床症状出现10d，常常在出现丙氨酸氨基转移酶（ALT）高峰水平前，即少数病毒血症可以存在至黄疸早期。病毒血症仅存在于有限的时期，最常在甲型肝炎潜伏期的后期。

3）相关食品：甲型肝炎患者通过粪便排出病毒，摄入了受其污染的水和食品后发病，水果和果汁、奶和奶制品、蔬菜、贝甲壳类动物等都可传播疾病，其中水、贝甲壳类动物是最常见的传染源。

4）致病机制和临床表现：甲型肝炎病毒主要经口侵入，在肝细胞内复制引发病毒血症，从粪中排出。

甲型肝炎潜伏期为10~50天，平均为1个月。当感染病毒量大，则潜伏期可较短，爆发型甚至少于14天，初发病例较续发病例短。

发热常常是患者最早的临床症状，体温达38~39℃，伴有全身不适、疲乏、肌痛、头痛、食欲缺乏、恶心和呕吐。这些症状通常突然发生，由于纳差和食欲丧失使体重下降，常伴有上腹或右上腹疼痛。儿童多数有成人不常见的腹泻。少数患者有咳嗽、感冒和咽痛症状。在急性起病前，>14%的患者有关节痛和一过性皮疹，仅极少病人有关节炎。甲型肝炎患者中发现肾小球肾炎、脑膜炎极少。肝脏和脾脏的肿大常常先于黄疸出现。黄疸前1~12天出现暗的棕黄色尿，在黄疸期可以呈现皮肤瘙痒和大便不成形，不伴有全身淋巴结肿大（图3-24）。

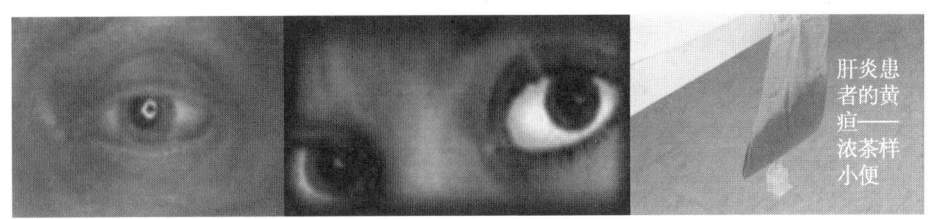

肝炎患者的黄疸——浓茶样小便

图3-24　病毒性肝炎患者的黄疸——皮肤和巩膜黄染

甲型肝炎是急性自限性黄疸或无黄疸性疾病，只有少数病人可发展为肝性脑病（肝昏迷）或暴发型肝炎。多数病人有相关的淋巴细胞增多症，偶尔发生溶血性贫血，罕见急性甲型肝炎病人伴有粒细胞减少症、血小板减少性紫癜、各类血细胞减少或再生障碍性贫血。

5）诊断与治疗：甲型肝炎的诊断除依据临床症状、体征、各种实验室检查及流行病学资料外，也可用血清学方法及病原学方法对其进行诊断。另外，分子生物学的发展也提供了新的检测病原方法如病毒快速诊断、血清学诊断、分子生物学检测技术。

6）预防和控制措施：甲型肝炎病毒主要通过粪便污染食品和水源，并经口传染，因此加强饮食卫生、保护水源是预防的主要环节。

对食品生产人员要定期进行体检，做到早发现、早诊断和早隔离，对病人的排泄物、血液、食具、用品等须进行严格消毒。

严防饮用水被粪便污染，有条件时可对饮用水进行消毒处理。对餐饮业来说，工作人员要保持手的清洁卫生，养成良好的卫生习惯，对使用的餐具要进行严格的消毒。

对输血人员要进行严格体检，对医院所使用的各种器械进行严格消毒。接种甲肝疫苗有良好的预防效果，向患者注射丙种球蛋白有减轻症状的作用。

（2）乙型肝炎病毒（HBV）：

1）乙型肝炎"两对半"：检查乙型肝炎病毒感染最常用的血清学标志是乙型肝炎表面抗原（HBsAg）、乙肝表面抗体（HBsAb）、乙型肝炎e抗原（HBeAg）、乙型肝炎e抗体（HBeAb）及乙型肝炎核心抗体（HBcAb）共5项指标，故称"乙肝两对半"。

2）乙型肝炎"两对半"作用：判断有无乙型肝炎病毒感染；判断乙型肝炎病毒感染者传染性的大小；作为慢性乙型肝炎患者抗病毒治疗及疗效判断的依据之一。

"两对半"常见的结果见表3-5。

表3-5　乙型肝炎诊断

HBsAg	HBsAb	HBeAg	HBeAb	HBcAb	诊断结果
+	−	+	−	+	大三阳
+	−	−	+	+	小三阳
+	−	−	−	+	恢复初期
−	+	−	−	+	恢复后期
−	−	−	−	+	恢复后期
−	+	−	−	−	完全恢复

（3）丙型肝炎病毒：我国的丙型肝炎发病率及病死率急速上升，危害性日趋严重。2009年报道的发病人数是2003年的6倍多，病死率蹿升到传染性疾病第5位。80%的急性丙肝患者没有明显症状，高达50%~85%的急性患者会转为慢性丙肝，20~30年后，部分慢性患者在不知不觉中发展成严重的肝硬化，甚至肝癌。

目前，丙型肝炎无疫苗可预防，一旦感染丙型肝炎，仅有20%患者自发清除病毒，隐匿的丙型肝炎患者会成为危险的传染源。目前，我国约有丙肝患者4 000万。

尽管目前仍无丙型肝炎疫苗可用，但是丙型肝炎患者在及时、正确、合理的治疗前提下完全有可能被治愈。有近70%患者可获得病毒的有效清除，其中99%的患者停药后不复发。

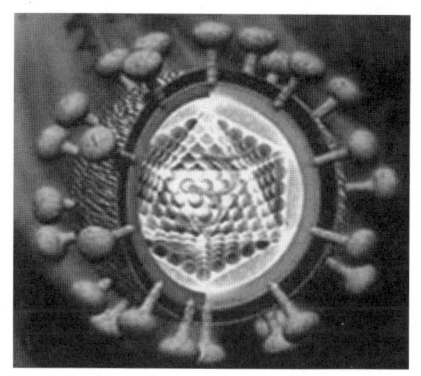

图3-25 丙肝病毒

1）丙型肝炎病毒：体呈球形，直径<80纳米（在肝细胞中为36~40纳米，在血液中为36~62纳米），为单股正链RNA病毒，在核衣壳外包绕含脂质的包膜，包膜上有刺突（图3-25）。

2）丙型病毒性肝炎：是由丙型肝炎病毒（HCV）所引起，丙肝分布较广，更容易演变为慢性、肝硬化和肝癌。

3）丙型肝炎特点与症状：隐蔽性较强，病程比较慢，感染丙肝病毒的患者往往没有任何症状，慢性丙型肝炎病人甚至可以在20年间没有任何明显症状。有少数患者可能会感觉身体无力、恶心和右季肋部不适等，部分患者可有肝病面容、肝掌、蜘蛛痣及轻度肝、脾大。总之，大部分丙型肝炎患者的症状非常轻微，容易被误诊为其他疾病，感染丙型肝炎病毒后，自身往往感觉不到，一旦有所症状出现，很可能已经错过最佳的治疗时机。

丙型肝炎病毒对肝脏破坏是非常隐蔽的，很多丙型肝炎病毒感染者的肝功能检查经常表现为正常，所以容易被漏诊。而人体一旦感染丙型肝炎病毒，转化成慢性肝炎、肝硬化的概率比感染乙型肝炎病毒要高。

医学研究表明，在丙型肝炎慢性感染者里，如果不进行早期的及时治疗，有60%~80%的病人会发展成慢性肝炎。加上丙型肝炎的症状不明显，使人们忽视就诊，更容易因此耽误了治疗。久而久之，慢性丙型肝炎会逐渐缓慢地产生肝纤维化，发展至肝硬化，个别人还会发生肝癌。

4）丙型肝炎诊断：

抗–HCV：大部分丙型肝炎病毒感染者体内均出现抗丙型肝炎病毒，因此检测抗–HCV对丙型肝炎诊断很有价值。抗–丙型肝炎病毒阳性是丙型肝炎病毒感染的标志，但目前检测结果不能充分反映急性慢性抑或恢复期传染。

丙型肝炎病毒复制量：丙型肝炎病毒–RNA为阳性是丙型肝炎病毒传染的直接证据，是HCV复制指标有传染性。因丙型肝炎病毒–RNA较抗–丙型肝炎病毒出现早，故可用于早期诊断及献血员的筛查。丙型肝炎病毒–RNA阴性，说明HCV被清除，因此也可做为判断预后和效果的指标。

5）传染：丙型肝炎是一种病毒性肝炎，具有传染性，但是一般日常的接触如拥抱、握手、交谈不会传播丙型肝炎病毒，主要是通过输血和血制品传播、破损的皮肤和黏膜暴露传播、性传播、母婴传播等。

共用剃须刀和牙刷等卫生物品、未通过严格杀毒的理发用品，及其文身、文眉、文眼线、美容、穿耳环孔等均是丙型肝炎病毒隐蔽的经血液传播办法。

案例　丙型肝炎的免疫治疗

70岁郭女士患丙型肝炎20余年，自2011年1月~2015年11月进行营养免疫营养调理连续对丙型肝炎病毒进行检测，其结果：

时间	丙型肝炎病毒量	参考值
2011年11月29日	8.162×10^5	$<1\times10^3$
2012年2月6日（食用2个月）	2.3×10^5	$<1\times10^3$
2013年7月12日（食用19个月）	4.589×10^4	$<1\times10^3$
2015年11月（食用45个月）	未检测到丙型肝炎病毒RNA	分析灵敏度1.5×10

结果分析:

在食用免疫营养前从未服用任何抗丙型肝炎的药物;

在食用免疫营养期间也未服用其他任何药物;

在食用免疫营养的19个月中丙肝病毒持续下降;

说明免疫营养抗丙肝病毒效果很明显。

食用37个月经过高精度丙型肝炎病毒RNA检测,表明丙型肝炎已经完全好了。

由于免疫营养就是食品,不仅无任何不良反应,同时可以预防老年人退行性慢性疾病的发生。

功能机制

免疫营养中的功能因子,促使人体脾细胞产生干扰素IFN-γ,病毒坏死因子,粒细胞-巨噬细胞集落因子(GM-CSF),白细胞介素IL-12p70等。

研究也表明老年人产生的干扰素比年轻人产生的干扰素要多。

即通过免疫营养的食用调动了人体自身免疫功能杀死丙肝病毒,病毒数量随食用免疫营养进程而逐渐减少至未检出。

6)治疗:

A. 干扰素治疗内型肝炎:干扰素是一种免疫促进剂,α、β干扰素具有广谱的抗病毒的作用,能抑制病毒的复制,阻断肝炎病毒的扩散。

应用α、β干扰素治疗病毒性肝炎可激发体内的自身干扰素系统抗病毒的作用,也可提高机体自然的抗病毒能力,改变机体对肝炎病毒感染的免疫反应性,减轻或阻断病毒性肝炎的免疫病理损伤过程。

临床常用的是 α 干扰素，应用 α 干扰素可使丙型肝炎得到控制。一般用法是每次肌内注射干扰素300万单位，隔日1次，连续应用6个月，可使50%左右患者转氨酶恢复正常，有许多人停药后复发，再次应用干扰素仍然有效。

应用干扰素可出现一定的不良反应，主要为感冒样症状如发热、头痛、肌肉酸痛等，在注射后4~8小时出现，持续数小时，肌注几次后上述症状可减轻消失。出现白细胞计数减少、血小板计数减少等严重不良反应时应减少干扰素用量或停药。但大多数病人能够耐受。

B. 长效干扰素与利巴韦林联合应用：聚乙二醇干扰素目前已经进入临床试验第三阶段，该阶段的两种主要聚乙二醇干扰素，均为给药1次/周，故称之为长效干扰素。药代动力学研究证实在给药后，聚乙二醇干扰素吸收速度较普通干扰素慢，但3~4小时后，也能达到有效抑制丙型肝炎病毒的血浓度。聚乙二醇干扰素吸收入血后，代谢速度缓慢，半衰期为40~100小时，而普通干扰素仅为4小时左右。在用药168小时后，聚乙二醇干扰素仍能维持较高的血浓度，因此可以每周1次给药。

将聚乙二醇干扰素与利巴韦林合用，有可能使丙型肝炎的治疗效果进一步提高。来自北京大学人民医院肝病研究所马慧教授的资料显示，聚乙二醇干扰素与利巴韦林合用，治疗结束时的丙型肝炎病毒RNA转率分别是单用聚乙二醇干扰素组为50%，聚乙二醇干扰素加利巴韦林组为81%。治疗随访结束时的丙型肝炎病毒RNA转率分别是单用聚乙二醇干扰素组为42%，聚乙二醇干扰素与利巴韦林联合治疗组为60%。该结果显示了聚乙二醇干扰素与利巴韦林联合应用的良好前景。

（4）戊型肝炎病毒（HEV）：戊型肝炎病毒曾称为经消化道传播的非甲非乙型肝炎病毒。

1989年，Reyes等应用基因克隆技术获得了该病毒基因组cDNA克隆，并正式命名为戊型肝炎病毒。

1）生物学特性：戊型肝炎病毒体呈球形，无包膜，平均直径为32~34纳米，表面有锯齿状刻缺和突起，形似杯状，故将其归类于杯状病毒科（caliciviridae）。本病毒对高盐、氯化铯、氯仿等敏感，在–70~8℃中易裂解，但在液氮中保存稳定。

2）流行病学：戊型肝炎流行地域广泛，东南亚及非洲发病最高，常见于印度次大陆、缅甸、中国、阿富汗、印度尼西亚、泰国、北非及西非、中亚、日本、美国、英国、法国，苏联及墨西哥也有小规模流行和散发。

3）传染源：传染源为患者及隐形感染者。该病无慢性患者及慢性病毒携带者，故戊型肝炎病毒以何种方式生存以及如何使感染持续进行尚不清楚。

4）传播途径：戊型肝炎病毒主要经粪–口途径传播，也有报告经口–口途径传播，但较少见。流行模式有4种：水源污染、食物性戊型肝炎爆发、日常生活密切接触传播、移、输入使该地区发病。

5）人群易感性：人类对该病毒易感，以青壮年及孕妇易感性较高，小儿少见。该病的易感性无种族差异性。儿童发病率低，可能与其亚临床感染多见有关，而老年病例少也可能与其已获得免疫有关。

季节分布：戊型肝炎水源性流行多发生于雨季及洪水季节，如新疆的流行多见于秋季，以10~12月份为高峰，食物性流行则不受季节影响。

6）致病机制和临床表现：戊型肝炎病毒主要经粪–口途径传播，潜伏期为10~60天，平均为40天。经胃肠道进入血液，在肝内复制，经肝细胞释放到血液和胆汁中，然后经粪便排出体外。

人感染后可表现为临床型和亚临床型（成人中多见临床型），病毒随粪便排出，污染水源、食物和周围环境而发生传播。潜伏期末和急性期初的病人粪便排毒量最大，传染性最强，是本病的主要传染源。

戊型肝炎病毒通过对肝细胞的直接损伤和免疫病理作用，引起肝细胞的炎症或坏死。

戊型肝炎的症状和体征酷似甲型肝炎，绝大部分患者呈急性起病，包括急性黄疸型和急性无黄疸型肝炎。

临床上表现为急性戊型肝炎（包括急性黄疸型和无黄疸型）、重症肝炎以及胆汁淤滞性肝炎。

约半数病例有发热，关节痛约占1/3。胆汁淤积症状，如灰色便、全身瘙痒等较为常见。

临床症状及肝功能改变一般较轻，黄疸常于1周内消退。多数患者于发病后6周即好转并痊愈，不发展为慢性肝炎。孕妇感染HEV后病情常较重，尤以妊娠6~9个月最为严重，常发生流产或死胎，病死率达10%~20%。

7）诊断与治疗：戊型肝炎的诊断必须综合流行病学资料、症状、体征及实验室检查等加以分析。

目前，临床诊断常用的方法是检查血清中的抗–戊型肝炎病毒IgM或IgC，如抗–戊型肝炎病毒IgM阳性，则可确诊患者受戊型肝炎病毒感染；如血清中存在抗–戊型肝炎病毒IgG，则不能排除是继往感染，因为抗–戊型肝炎病毒IgG在血中持续的时间可达数月至数年。

8）预防和控制措施：戊型肝炎的预防关键是切断粪–口传播途径，包括粪便消毒处理、水源管理、注意个人和集体饮食卫生等。

几乎所有的暴发型戊型肝炎都由食用水污染所致，只有极少数是由食品污染引起，故煮沸饮用水是有效的预防方法。

用戊型肝炎流行国家健康献血员的血液制备的免疫球蛋白进行被动免疫，能够保护特殊人群，特别是妊娠妇女。

案例　竹源桶装水致贵阳学院甲型肝炎暴发

新闻晨报2008年4月25日报道：2008年4月7日，贵州省卫生厅发出公告称，自3月下旬以来贵阳学院已确诊甲型肝炎患者111例，引发疫情的元凶是学生日常饮用的"竹源"牌桶装矿泉水，生产厂家已经被勒令停业。

2008年4月24日，贵州省卫生厅相关人士明确表示，"竹源"牌矿泉水与甲型肝炎疫情有着密切关系，贵阳学院的甲型肝炎患者病例可能仍会有小幅增加。

贵州省卫生厅给出的公告中，并未对"竹源"矿泉水究竟如何引发甲型肝炎给出说明。贵州省卫生厅应急办公室的潘忠伦昨日就此解释："从目前的调查来看，卫生部门详细分析了病例分布特点，并充分运用卫生学的观察手段，认定'竹源'矿泉水就是病毒的源头。"潘忠伦说："依靠目前国内掌握的技术手段，很难直接从水中分离出甲型肝炎病毒。问题到底出在哪个环节？是水本身存在问题，还是饮水机被污染了？具体原因仍在调查中。"

当记者问到学校的卫生状况是否也会影响甲型肝炎暴发时，潘忠伦表示目前并未掌握相关资料，无法给出评价。潘忠伦说:"尽管目前疫情已得到控制，但已经确诊的111个甲型肝炎病例肯定还会有小幅增加。"

3. 疯牛病病毒(朊病毒) 疯牛病学名为牛海绵状脑病(BSE)，有报道认为疯牛病和人的传染性病毒性痴呆或克－雅病（CJD）有密切的关系，许多学者都倾向于认为人的这种病是经发病的牛传播到人的。

（1）生物学特性：疯牛病的病原体尚未完全确定，称为朊粒（prion），具有传染性，故称为传染性蛋白质颗粒。prion的特点是可以变形，当将prion与正常细胞的蛋白质放在同一试管里时，正常蛋白质也会变为病变的蛋白质，此时的氨基酸组成也发生改变，原为脯氨酸的蛋白质变为亮氨酸，这种蛋白质可导致细胞死亡。

（2）发病机制和临床症状：疯牛病可以通过受孕母牛经胎盘传染给犊牛，也可经患病动物的骨肉粉加工的饲料传播到其他的牛。

疯牛病多发生于4岁左右的成年牛，大多表现为烦躁不安，行为反常，对声音和触摸极度敏感，常由于恐惧、狂躁而表现出攻击性。少数病牛出现头部和肩部肌肉震颤和抽搐。

患克－雅氏病的人都是因与患病牛接触或食用病牛肉及其制品有关。特别是一些国家的牛饲料加工工艺中允许使用牛等动物的骨、内脏和肉做饲料，致使此病迅速蔓延，并传染给人类的概率增多。人患克－雅病后，长期昏睡或变成痴呆，解剖死者大脑发现进行性淀粉样病变，脑内的灰质和白质逐渐消失，脑子变成海绵状，因而脑功能消失，所以此病又称"海绵状脑病"。此病具有很大的危险性，潜伏期长，从两年到几十年，因无自觉症状难于早期诊断，待发生痴呆时脑内已发生不可逆转病变，病死率几乎为100%。

（3）控制措施：本病尚无有效治疗方法，控制措施以预防为主。目前，采取的主要措施为：①禁止将患病动物骨肉粉等产品作为饲料，防止通过饲料造成疾病在牛群中的流行。②发现患畜立即按有关规定捕杀，禁止将病牛的脑、脊髓、牛肉等加工成任何种类的食品。禁止进口和销售来自发生疯牛病国家的牛肉、牛组织、脏器等为原料生产制成的食品和饲料产品。

4. 严重急性呼吸综合征（SARS）冠状病毒　2002年11月，中国广东出现SARS病例。

2003年1月，SARS的传播引起国家卫生部及世界卫生组织的关注，并开始了寻找病原体的工作。2003年4月16日，WHO正式确认一种新型冠状病毒（图3-26）（SARS-CoV）是引起SARS的病原体。截至2003年6月24日，新型冠状病毒引起的SARS全球报道病例涉及32个国家和地区，总病例数8 460人，死亡数为809人。

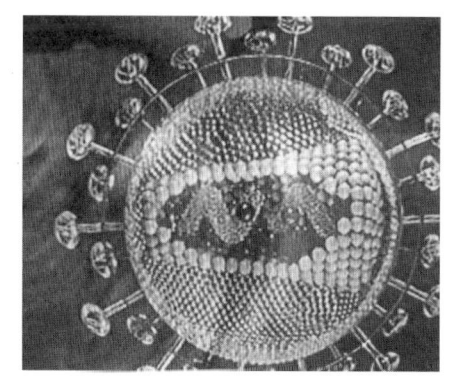

图3-26　新型冠状病毒

迄今，对于SARS冠状病毒的基因组测序后，科学家们根据种系发育研究结果推测这种冠状病毒来源于动物。已有的试验证实，从果子狸标本中分离到的SARS样冠状病毒序列分析结果与人类SARS冠状病毒有99%以上的同源性，相继也有从其他哺乳动物中分离到SARS样冠状病毒的报道。同时，在饲养果子狸的人员中检测到SARS冠状病毒阳性抗体。现在非常肯定，SARS冠状病毒可以随粪便、呼吸道分泌物和尿液排出。

SARS冠状病毒主要经过紧密接触传播，以近距离飞沫传播为主，也可通过手接触呼吸道分泌物，经口、鼻、眼传播；另有研究发现存在粪–口传播的可能。是否还有其他传播途径尚不清楚。

SARS起病急、传播快，病死率高，暂无特效药。与其他传染病一样，SARS的流行必须具备3个条件，即传染源、传播途径和易感人群，统称流行过程三环节。只有3个环节共同存在，而且在一定的自然因素和社会因素联合作用下，才能形成流行过程。如采取有效措施，切断其中任一环节，其流行过程即告终止。隔离与防护是目前最好的防护措施。

5. 禽流感病毒　禽流感病毒引起禽流感，也称为高致病性禽流感（HPAI）。禽流感是多种禽类的病毒性疾病，疾病包括无症状的感染、轻微感染和急性感染，可以传播给人引起发病。

（1）生物学特性：禽流感病毒可分为甲型和乙型病毒，仅甲型病毒引起大的流行，对热的耐受力较低，60℃ 10分钟，70℃ 2分钟即可致弱，普通消毒剂能很快将其杀死。

（2）发病机制和临床症状：家禽及其尸体是该病毒的主要传染源。病毒存在于病禽的所有组织、体液、分泌物和排泄物中，常通过消化道、呼吸道、皮肤损伤和眼结膜传染。吸血昆虫也可传播病毒。病禽肉和蛋也可带毒。

禽流感病毒通常不感染除禽类和猪以外的动物，但人偶尔可以被感染。人感染后，潜伏期3~5天，表现为感冒症状，呼吸不畅，呼吸道分泌物增加。病毒可通过血液进入全身组织器官，严重者可引起内脏出血、坏死，造成机体功能降低，甚至引起死亡。

（3）预防和控制措施：禽流感被认为是职业病，多发生于从事禽的饲养、屠宰、加工和相关实验室工作人员。控制禽发生禽流感具体措施主要是做好禽流感疫苗预防接种，防止禽类感染禽流感病毒。一旦发生疫情后，应将病禽及时捕杀，对疫区采取封锁和消毒等措施。

感染禽类的分泌物、野生禽类、污染的饲料、设备和人都是禽流感病毒的携带者，应采取适当措施切断这些传染源。

饲养人员和与病禽接触的人员应采取相应防护措施，以防发生感染。注意饮食卫生，食用可疑的禽类食品时，要加热煮透。对可疑餐具要彻底消毒，加工生肉的用具要与熟食分开，避免交叉污染。

高致病性禽流感病毒导致的禽流感

案例1　2003年末禽流感事件

2003年11月暴发的高致病性禽流感（H5N1型甲型流感病毒），在短短两个多月时间波及东亚十几个国家和地区，不断有新的感染者被确认，并有数十名感染者不幸死亡，来势凶猛。

这给我国的禽肉类、蛋类加工企业带来很大损失。禽流感是一种"人畜共患病"，它的暴发，再次引发人类与自然怎样和谐相处的深思。

案例2　2006年我国内地人感染禽流感

中国新闻网2006年3月6日电：据了解，中国内地目前已确诊15例人感染高致病性禽流感病例，其中9人死亡，4人痊愈出院，2人尚在医院救治。

相关链接　H7N9禽流感

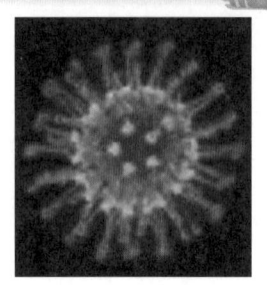

H7N9型禽流感是一种新型禽流感，于2013年3月底在上海和安徽两地率先发现。H7N9型禽流感是全球首次发现的新亚型流感病毒，尚未纳入我国法定报告传染病监测报告系统，且至2013年4月初尚未有疫苗推出。被该病毒感染均

H7N9流感病毒

在早期出现发热等症状，至2013年4月尚未证实此类病毒是否具有人传染人的特性。

该病毒有8个基因片段，其中6个很明确是从禽的H9N2来的，另外两个也是禽的，是从H7来的，也就是说这8个基因片段基本上都是禽的。

五、食源性寄生虫及其危害

寄生虫指不能或不能完全独立生存，只在另一生物的体表或体内才能生存，并使后者受到危害的生物，受到危害的生物称为宿主。成虫和有性繁殖阶段的宿主称为终宿主，幼虫和无性繁殖阶段的宿主称为中间宿主。寄生物从宿主获得营养，生长繁殖并引起宿主发病，甚至死亡。寄生虫及其虫卵可直接污染食品，也可经含寄生虫的粪便污染水体和土壤等环境，再污染食品，人经口食入这种食品后发生食源性寄生虫病。

案例 寄生虫如何进脑

2014年9月15日《新民晚报》报道：31岁刘先生突然全身抽搐倒地，医生给出"癫痫"诊断。后反复就诊确诊为"寄生虫"后开颅，夹出的长虫还会"游泳"。

虫子是曼氏裂头蚴，其成虫寄生在猫、犬肠道中，虫卵随粪便排出，在水中孵出幼虫，幼虫被健水藻吃后，发育成原尾蚴，寄生在青蛙、蛇等野生动物体内。

当人进食未煮开、含虫卵的水或食用含原尾蚴的野味，虫卵先进肠壁吸附，然后通过血液循环，落户在眼睛、口腔、颌面部、脑组织、内脏等。

刘先生就是寄生虫落户到脑，随着寄生虫的游走导致癫痫、头痛、肢体瘫痪等。

刘先生日常饮食喜欢吃路边烧烤。

注意：食用火锅、烧烤切记生食或半生食，尤其是鱼、蛙、鸡、牛、猪肉。因为大部分寄生虫都与饮食有关。

（一）囊尾蚴

囊尾蚴是寄生在人的小肠中，猪的有钩绦虫和牛无钩绦虫的幼虫，引起猪、牛的囊虫病，猪囊尾蚴也引起人的囊虫病。

1. 病原体 病原体的成虫是有钩绦虫或猪肉绦虫、无钩绦虫或牛肉绦虫。幼虫阶段是囊尾蚴（囊虫）。

囊虫呈椭圆形，乳白色，半透明，大小为(6~10)毫米×5毫米，位于肌纤维的结缔组织内，长径与肌纤维平行。

2. 发病机制和临床症状 猪囊尾蚴主要寄生在骨骼肌，其次是心肌和大脑。

　　人如果食用含有囊尾蚴的猪肉，由于肠液及胆汁的刺激，头节即从包囊中引颈而出，以带钩的吸盘吸附在人的肠壁上从中吸取营养并发育为成虫（绦虫），使人患绦虫病，在人体内寄生的绦虫可生存很多年。除猪是主要的中间宿主外，犬、猫、人也可作为中间宿主。即人除了是终宿主外，也可以是中间宿主。

　　人患囊尾蚴病是由于患绦虫病的人可能食用被虫卵污染的食物，也可能由于胃肠逆蠕动把自己小肠中寄生的绦虫孕卵节片逆行入胃，虫卵就如同进入猪体一样，经过消化道，进入人体各组织，特别是在横纹肌中发育成囊尾蚴，使人患猪囊尾蚴病（图3-27）。

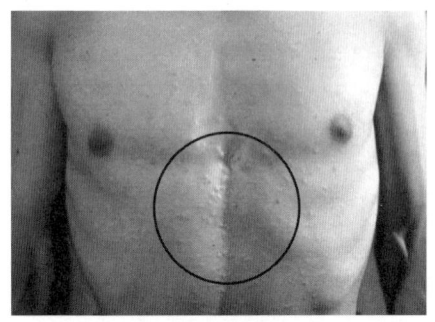

图3-27　皮下和肌肉囊尾蚴病

　　无钩绦虫的终宿主也是人，感染过程与上述有钩绦虫相似，但中间宿主只有牛，且囊尾蚴只寄生在横纹肌中。

　　人患绦虫病时出现食欲缺乏、体重减轻、慢性消化不良、腹痛、腹泻、贫血、消瘦等症状。患有钩绦虫病时，肠黏膜的损伤较重，少数发生虫体穿破肠壁而引发腹膜炎。患囊尾蚴时，如侵害皮肤，表现为皮下有囊尾蚴结节。侵入肌肉引起肌肉酸痛、僵硬。侵入眼中影响视力，严重的导致失明。侵入脑内出现精神错乱、幻听、幻视、语言障碍、头痛、呕吐、抽搐、癫痫、瘫痪等神经症状，甚至突然死亡。

　　3. 控制措施　控制原则是切断虫体从一个宿主转移到另一个

宿主。

应加强肉食品卫生检验，防止患囊尾蚴的猪肉或牛肉进入消费市场。消费者不应食用生肉，或半生不熟的肉，对切肉的刀具、案板、抹布等及时清洗，坚持生熟分开的原则，防止发生交叉污染。注意饮食卫生，生食的水果和蔬菜要清洗干净。

加强人类粪便的处理和厕所管理，杜绝猪或牛吞食人粪便中可能存在的绦虫的节片或虫卵。

相关链接　吃鲜小心寄生虫

研究表明鱼、虾、蟹体内寄生虫86种，食用不当，使人体受到危害。生淡水鱼中感染囊蚴的占60%；溪蟹中感染肺吸虫囊蚴占46.7%；1只小龙虾体内可寄生近百个肺吸虫囊蚴。

食用半生鱼虾会感染寄生虫。鱼生粥中生鱼片所带囊蚴是肉眼看不到的，其中华支睾吸虫（肝吸虫）最常见。

（2）还会感染绦虫。

食用半生泥鳅鱼，患了"棘腭口线虫病"，该虫在人体皮下组织中爬行，会出现一条条红线。

食用生或半生虾、蟹、小龙虾感染肺吸虫。

青蛙肌肉中寄生"孟氏裂头绦虫"，是高温也不能杀死的寄生虫。煮熟后经口入肠，可使肠壁发生穿孔，形成腹膜炎。还会在人体皮下组织中爬行，如进入眼或脑，导致盲、瘫等严重后果。棘腭口线虫在人体皮下到处"游走"，使人奇痒刺痛。

（二）旋毛虫

旋毛虫引起旋毛虫病，人和几乎所有哺乳动物均能感染。

1. 病原体　旋毛虫为线虫，肉眼不易看出，雌雄异体。成虫寄生在寄主的小肠内，长1~4毫米，幼虫寄生在寄主的横纹肌内，卷曲呈螺旋形，外面有一层包囊呈柠檬状。

2. 发病机制和临床症状　当含有旋毛虫幼虫的肉被食用后，幼虫由囊内逸出进入十二指肠及空肠，迅速生长发育为成虫，并在此交配繁殖，每条雌虫可产1 500条以上幼虫。这些幼虫穿过肠壁，随血液循环被带到寄主全身横纹肌内，生长发育到一定阶段卷曲呈螺旋形，周围逐渐形成包囊。当包囊大小达到1毫米×0.5毫米时，状似卵圆形结节。

幼虫喜好寄生在舌肌、横膈膜、咬肌、肋间肌。在肌肉中，幼虫可以存活很长时间，有的可能死亡并被钙化。

猪、食肉动物和人吃了感染的猪肉、马肉和其他的肉类而发生感染。在消化液的作用下幼虫从包囊中释放出来，发育为成虫，开始新的生活周期。由此可见，旋毛虫的幼虫和成虫阶段都是在同一个寄主内完成的。

人感染后的典型症状是高热、无力、关节痛、腹痛、腹泻、面部和眼睑水肿，甚至出现神经症状，包括头昏眼花，局部麻痹。

3. 控制措施　控制旋毛虫病流行关键是避免食用含旋毛虫幼虫的肉类或被其污染的动物组织，也要避免将肉类下脚料饲喂动物，造成疾病在动物之间传播。

本病在野生食肉动物和啮齿动物之间传播。由于幼虫可以在腐败的肉中存活很长时间，即使肉已腐败也保持感染力，这也是本病难以控制的原因之一。

采用高温方法可以杀死肉中的旋毛虫幼虫，加热温度达76.7℃可灭活肉中的虫体。冷冻对肉中的旋毛虫幼虫有致死作用，当冷冻温度为–17.8℃，6~10天后死亡。

垃圾猪（吃垃圾长的猪）易滋生旋毛虫。

案例 脊髓中的寄生虫

一男士双下肢麻木疼痛，胸椎磁共振成像检查结果显示：脊髓内有疑似"肿瘤"的病变。

当切开无名指粗细的脊髓时，暴露在显微镜下是长达18厘米的寄生虫。

发病原因与该男士不健康的饮食相关有关，喜欢路边的鱿鱼、贝类烧烤。

提示：不要食用未经烧熟的牛蛙、蛇、河鲜、海鲜，否则可能导致细菌或寄生虫感染。

（三）龚地弓形体

龚地弓形体引起弓形体病，又称弓形虫病或弓浆虫病。龚地弓形体是一种原虫，宿主十分广泛，可寄生于人及多种动物中，是重要的人畜共患病。

1. 病原体 龚地弓形体存在有性繁殖和无性繁殖两个阶段，猫为终宿主，人、猪和其他动物（啮齿动物及家畜等）为中间宿主。

龚地弓形体的不同发育阶段，其形态不同。

滋养体对温度较敏感，所以不是主要传染源，包囊对低温的抵抗力强，冰冻状态下可存活35天，在寄主体内可长期生存，在猪、犬体内可达7~10个月。

卵囊在自然界可较长期生存。

2. 发病机制和临床症状 病畜的肉、乳含有虫体，泪、唾液、尿液中均含有虫体，可造成食品污染，人食用含虫体的食品而感染。除消化道感染外，也可经接触发生感染，孕妇感染后可经胎盘传染给胎儿。

人的先天性感染，多在孕妇妊娠初期感染弓形体时发病。后天获得性感染，其临床症状有发热、不适、夜间出汗、肌肉疼痛、咽部疼痛、皮疹，部分病人出现淋巴结肿大、心肌炎、肝炎、关节炎、肾炎和脑病。

3. 控制措施 做好粪便无害化处理工作和灭鼠工作。不食生蛋、生乳和生肉，生熟食品用具严格分开。饲养宠物的人员发病概率相对高。

（四）并殖吸虫病（肺吸虫病）

1. 病原 我国常见为卫氏并殖吸虫（*Paragonimus westermani*）和斯氏狸殖吸虫。

2. 病原学特点 终宿主：人及多种肉食类哺乳动物；第一中间宿主：川卷螺；第二中间宿主：淡水蟹和蝲蛄（图3-28）。

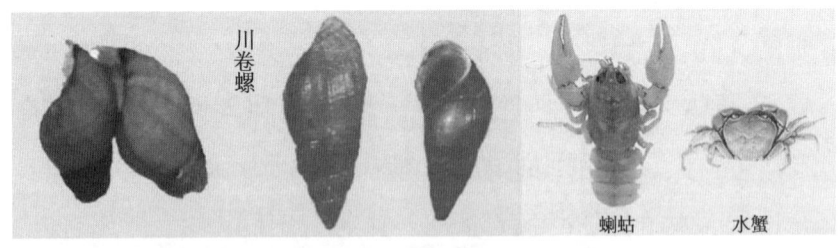

图3-28　肺吸虫的宿主

3. 传播途径 肺吸虫的虫卵随患者、病畜、病兽的痰液或粪便排出，入水后孵化出毛蚴。毛蚴在水中侵入淡水螺，发育成尾蚴逸出，尾蚴在水中侵入淡水蟹或蝲蛄体内，形成囊蚴（幼虫像蚕一样作茧把自己包裹在内）。

人生吃或半生吃含活囊蚴的淡水蟹或蝲蛄而感染（图3-29）。

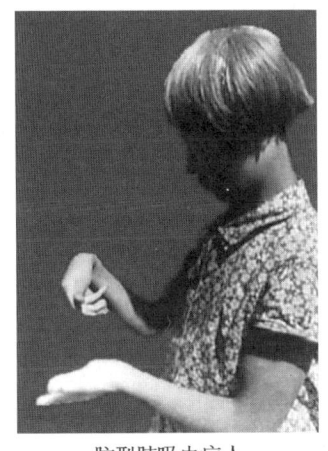
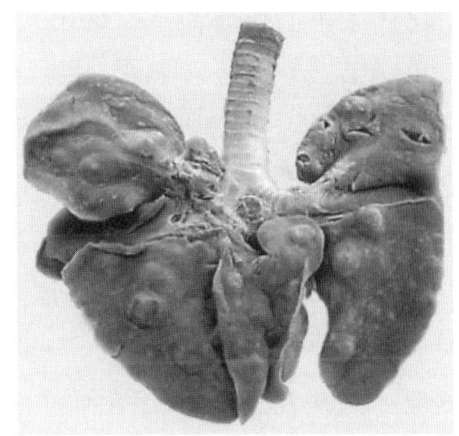

脑型肺吸虫病人 肺吸虫肺

图3-29 肺吸虫的危害

4. **易感性** 人对本病普遍易感。患者多见于青少年，尤其是学龄儿童。

5. **发病机制** 肺吸虫病是由寄生在肺部的吸虫所引起的，主要是幼虫或成虫在人体组织与器官内移行、寄居造成机械性损伤，及其代谢物等引起的免疫病理反应。

6. **临床表现** 本病潜伏期3~6个月，肺吸虫成虫在人体内寿命一般为5~6年。由于肺吸虫寄生的部位不同，所以临床表现多样化。

呼吸道症状：咳嗽和咳痰最为常见。卫氏肺吸虫病病人咳嗽较重，痰黏稠，带腥味，铁锈色。四川肺吸虫病病人咳嗽较轻，痰量少，偶带血丝。病人多诉胸痛，常伴胸腔积液。

腹部症状：腹痛、腹泻在疾病早期比较多见，有时也出现恶心呕吐。四川肺吸虫幼虫常侵入肝脏，所以肝大、肝功能异常较为常见。

神经系统症状：多见于严重感染。成虫寄生于脑内时可出现癫痫、瘫痪、麻木、失语、头痛、呕吐、视力减退等。成虫侵入脊髓时可产生下肢感觉减退、瘫痪、腰痛、坐骨神经痛等。

皮下结节或包块：卫氏肺吸虫病可有皮下结节，多在下腹部至大腿之间的皮下深部肌肉内，外观不易看到，但能用手触及。游走性皮下包块为四川肺吸虫病特殊表现，最多见于腹部，也可见于胸部、腰背部等处。其边缘不清，有隐痛或微痒，常此起彼伏，反复出现。最后包块逐渐缩小、变硬。包块内可找到鱼虫虫体，但从无虫卵发现。

其他：如睾丸炎、淋巴结肿大、心包积液等皆可发生，但均少见。四川肺吸虫病可有眼球突出等眼部症状。

7. 控制和预防措施　及时发现并彻底治疗患者，对病畜、病兽加强调查和捕杀。

防止患者的痰液和粪便污染水源，用生石灰杀死痰液和粪便中的虫卵。

饲养鲶鱼和家鸭吞食淡水螺和蝲蛄，以切断传播途径。

不吃生的或半熟的溪蟹、淡水螺和蝲蛄，不喝生溪水。

案例　肺吸虫感染

42岁陈女士咳嗽、发热，先被诊断为肺炎。后又咳血，出现气胸、胸腔积液，又被诊断为肺结核，医治都无效。最后确诊为肺吸虫感染。

注意：

不能食用生的或未烧熟的淡水产品。

血常规检测如果嗜酸性粒细胞明显增高，再有经常食用生淡水虾、蟹经历，出现慢性咳嗽、低热等呼吸系统症状者，就要检查是否是肺吸虫病。

（五）华支睾吸虫病（肝吸虫）

1. 病原　肝吸虫。

2. 生活史复杂　发育程序：成虫—虫卵—毛蚴—胞蚴—雷蚴—尾蚴—囊蚴—幼虫—成虫。

多宿主（图3-30）：终宿主为人和多种哺乳动物（猫、犬、猪、鼠、獾等）。中间宿主为椎实螺，淡水鱼、虾。

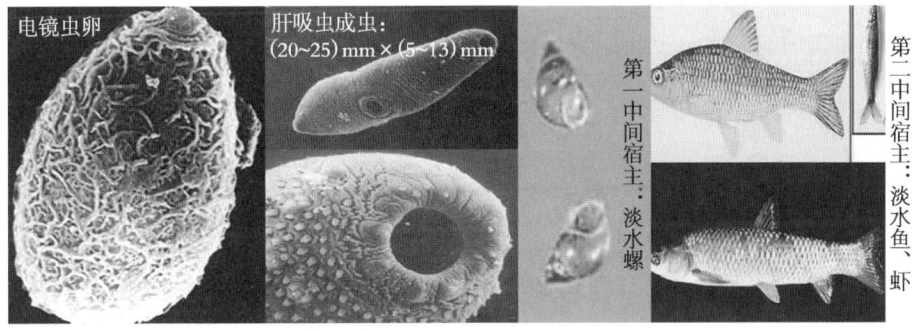

图3-30　华支睾吸虫病的宿主

3. 流行病学　①传染源：病人、带虫者、受感染的杂食和野生动物。②传播途径：食物传播，引起人体感染主要是加热不彻底或餐具、工具污染食物而造成。

案例　寄生虫导致全身皮肤变绿

遵义市桐县一青年，长期食用田螺，感染肝片吸虫，皮肤变绿。

医生从他胆总管里取出4条长10毫米、宽8毫米、厚2毫米的虫体。

4. 感染肝吸虫的方式 ①主要方式是吃鱼生或鱼生粥。②吃未经煮熟的鱼肉、鱼片。③吃未经烤熟的野生小鱼，这是山区儿童感染本病的主要方式。鱼肉中囊蚴，通过砧板、菜刀、盆碟、碗筷等厨具或不洁的手等进入口内而感染。

5. 生活史 见图3-31。

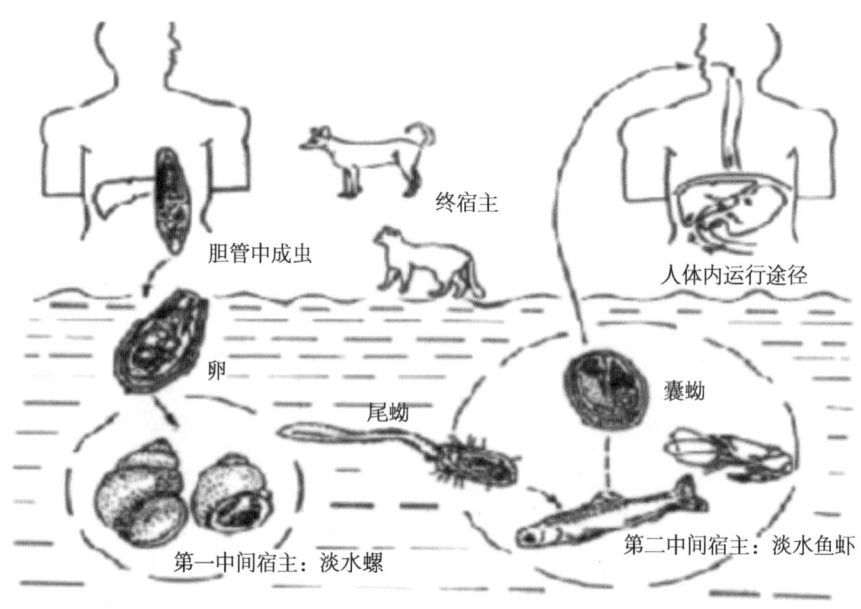

图3-31 华支睾吸虫病的生活史

6. 流行特征 广东、广西、辽宁三地淡水鱼平均感染率高达59.66%。主要是因为水环境被污染，尤其是用未经无害化处理的人畜粪便喂鱼，更加重了感染。

7. 发病机制与临床表现 成虫机械性刺激及有毒有害分泌物和代谢产物，会导致胆囊炎、胆管炎、胆结石、肝硬化、腹腔积液和胰腺炎、原发性肝癌、胆管上皮癌。

潜伏期1~2月，慢性或隐性感染、严重反复感染。

肝吸虫感染的晚期病人，肝、脾大、门脉高压、腹腔积液。

8. 肝吸虫传播途径 见图3-32。

136

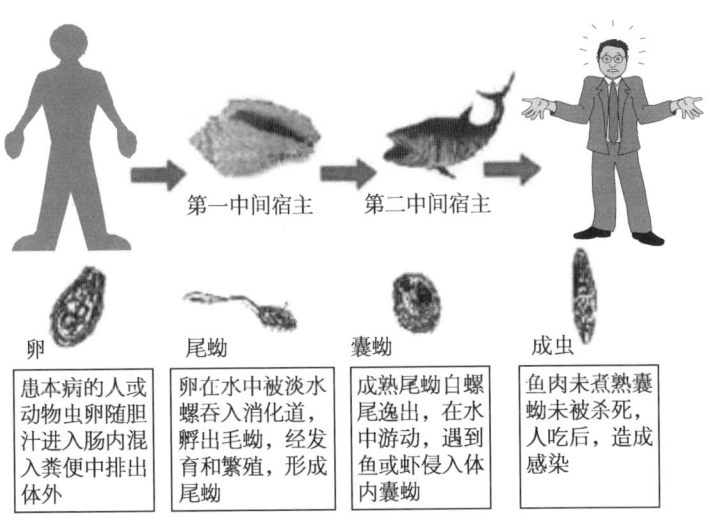

卵	尾蚴	囊蚴	成虫
患本病的人或动物虫卵随胆汁进入肠内混入粪便中排出体外	卵在水中被淡水螺吞入消化道，孵出毛蚴，经发育和繁殖，形成尾蚴	成熟尾蚴自螺尾逸出，在水中游动，遇到鱼或虾侵入体内囊蚴	鱼肉未煮熟囊蚴未被杀死，人吃后，造成感染

图 3-32　肝吸虫的传播途径

相关链接　生吃鱼片易得肝吸虫病

有人喜欢吃生鱼片，认为鲜嫩美味，但生吃鱼片很容易感染肝吸虫病，甚至诱发肝癌。肝吸虫病一种影响肝胆为主的寄生虫病，多数在食用含肝吸虫活囊蚴的水产后引起，特别是吃生的或半熟的淡水鱼、虾、螺类，被肝吸虫感染的概率极高。

以为生鱼片用酱料和醋拌过，就能杀死其中的寄生虫和细菌。但一般的调味品，如酱油、醋、芥末、酒精等都很难杀死它们，即使把生鱼片放入热水中，如果煮的时间不够也很难将肝吸虫活囊蚴杀死。因此，生鱼片还是少吃为妙。

9. 控制和预防措施　改变烹调方法和饮食习惯；早发现，早治疗；粪便无害化处理，管好家里的宠物；消灭中间宿主螺蛳。

137

卫健委发布的"谨防摄食生鲜水产品导致的食源性寄生虫病"预警公告中，明确了肝吸虫等食源性疾病的预防：①避免进食生鲜或未经彻底加热的鱼、虾、蟹和水生植物。②不喝生水，不吃生的蔬菜。③不用盛过生水产品的器皿盛放其他直接入口食品。④加工过生鲜水产品的刀具及砧板必须清洗消毒后方可再使用。⑤不用生的水产品喂饲猫、犬等。

相关链接　旋毛虫的危害

　　从1964年西藏首次报道我国人体感染旋毛虫病例以来，至1997年年底，在我国15个省（区、市）的93个县（市）发生558起旋毛虫病暴发，发病人数为23 419例，其中死亡238例。

　　同期云南省旋毛虫病共暴发441次，发病20 101人，死亡213人。该病流行于云南。

　　1994年，云南省金平县一农民宰杀自养猪，25人吃凉拌生肉发病，14人因切生熟肉刀砧板不分，造成感染发病。此次发病39人中死亡1人，致流产1人，3人并发心肌肉炎。

　　2000年8月，广西壮族自治区河池市南丹县里湖乡因吃腌制的酸猪肉暴发人旋毛虫病，36人感染出现明显的旋毛虫病临床症状，其中12人住院治疗。河池市管辖9县、1市、1区，地处广西桂西北大石山区、云贵边陲，是一个少数民族聚居的地方，不少地方的群众有吃腌肉的习惯，有可能引起大面积的感染和流行。

（六）其他寄生虫

1. 兰氏贾地鞭毛虫 兰氏贾地鞭毛虫是单细胞原生动物，借助鞭毛运动，引起贾地鞭毛虫病。兰氏贾地鞭毛虫存在于水域环境中，其细胞可形成包囊，包囊是兰氏贾地鞭毛虫存在于水和食品中的主要形式，也是其感染形式。人摄入包囊后1周发病，症状有腹泻、腹绞痛、恶心、体重下降，疾病可以持续1~2周，但有的慢性病例可以持续数月到数年，该病患者都难以治愈。

感染剂量低，摄入1个以上包囊就可发病。流行主要与污染的水及进而造成的食品的污染有关。

各种人群都发生感染，但儿童比成年人发病率更高，而成年人慢性病例多于儿童。

2. 小型隐孢子虫 小型隐孢子虫是单细胞原生动物，是细胞内寄生虫。小型隐孢子虫感染多种动物，包括牛、羊、鹿等，具有感染力的卵囊大小为4~6微米，对大多数化学消毒剂不敏感，但对干燥和紫外线敏感。对人的感染剂量少于10个虫体。

人可通过污染的水、食品发生感染，通过患者、患病动物排泄物接触也会导致感染。感染后引起肠道、气管和肺隐孢子虫病。肠道隐孢子虫病的特征是严重的腹泻，肺和气管隐孢子虫病出现咳嗽、低热，并伴有肠道疾病。临床症状与机体的免疫状态有关，免疫缺陷者比较严重。

相关链接　活蝌蚪不能食用

蝌蚪体内有裂头蚴的寄生虫。

人的消化道是一个密封系统，蝌蚪进入体内会死亡，蝌蚪体内的寄生虫不会死亡，其虫卵先吸附在肠壁，后孵化成幼虫，再通过血液循环，进入人的脑、眼，并在脑中游走，吸取脑组织营养，生长发育。

裂头蚴还可以移行至感染者全身软组织内，使局部呈现炎症、红肿、热痛，在乳房、眼睑、胸、腹部位可见如鸽蛋大小移动肿块。手术切除的小肿块可见裂头蚴虫体。

蝌蚪可以治病不可信，不可取。

3. **阿米巴虫**　阿米巴虫为单细胞寄生动物，即原生动物，主要感染人类和灵长类。一些哺乳动物如犬和猫也可感染，但通常不经粪便向外排出包囊，因此在疾病传播上意义不大。

有活力的滋养体只存在于宿主和新鲜粪便中，而包囊在水、土壤和食品中生存数周。理论上一个活的包囊就可引起感染，当包囊被食用后在消化道中破囊，引起阿米巴病。感染有时可持续数年，表现为无症状感染、胃肠道紊乱、痢疾（粪便中有血和黏液）。并发症有肠道溃疡和肠道外脓肿。

阿米巴病经粪便污染的饮水和食品传播，但与患者的手和污染的物体接触或性接触也引起感染。所有人群均可感染，但皮肤上有损伤和免疫力低下的人症状严重。

4. **十二指肠钩虫**　估计世界上钩虫感染人数有7.16亿。在我国除黑龙江、青海两省外，其他30个省、市、自治区以及香港和澳门地区都有钩虫感染者。

卫生部2001年6月~2004年年底对全国31个省、自治区、直辖市调查发现钩虫6.12%，推算全国感染钩虫3 930万人。

钩虫病患者及带虫者是唯一的传染源。

十二指肠钩虫细小、半透明、淡红色，长约1厘米。钩虫为多寄主寄生虫，除人体感染外，十二指肠钩虫还可感染犬、猪、猫、狮、虎、猴等。钩虫的发育温度22~34.5℃，在15℃以下和37℃以上停止发育。中国南方几乎全年都可感染，北方地区感染季节较短。

成虫寄生在寄主的小肠，虫卵随粪便排出，在温暖、潮湿、疏松的土壤中且有荫蔽的条件下于1~2天孵出第一期杆状蚴，蜕皮发育为第二期杆状蚴，再经5~6天，第二次蜕皮后发育为丝状蚴，具有感染能力，又称感染期幼虫。它具有向湿性，当接触人体时可侵入并进入血管或淋巴管，随血流经心至肺，穿破肺微血管进入肺泡，沿支气管上行至会咽部，随吞咽活动经食管进入小肠。经第三次蜕皮，形成口囊，吸附肠壁，摄取营养。3~4周后再蜕皮即为成虫。成虫的寿命可达5~7年，但大部分于1~2年内被排出体外。

人身体外露部分接触含感染幼虫的土壤时，丝状蚴可经皮肤入侵。生食蔬菜时幼虫可经口腔和食管黏膜侵入体内。幼虫可引起钩蚴性皮炎，成虫可引起腹痛，持续性黑便、贫血。

相关链接　小龙虾的食用安全

吃小龙虾患横纹肌溶解综合征

横纹肌溶解综合征：横纹肌细胞损伤，细胞膜完整性被破坏，细胞内容物（肌红蛋白、肌酸激酶、小分子物质等）漏出至细胞外液及血液循环中，同时伴有肾衰竭及代谢紊乱，严重者死亡。

临床症状：肌肉酸痛、无力、尿液呈酱油色、发热，当急性肾衰竭严重时，少尿、无尿、氮质血症、代谢紊乱、恶心、高血钾、酸中毒。

不宜食用小龙虾者：慢性肾病患者、高尿酸血症患者、过敏性体质人群、他汀类调脂药服用者。

案例　小龙虾病

2016年7月南京连续接诊同一类病——横纹肌溶解综合征。

7月是南京小龙虾旺季，由于食用小龙虾，超过几十人患横纹肌溶解综合征。

小龙虾是杂食动物，主要食物是水底的有机质，水草、藻类、水生昆虫、有机碎屑等，也吃小鱼、小虾、贝类等活物，甚至在吃不饱的时候同类相残。正因为它食性杂，所以生命力很强，能在污染水体生存。

小龙虾存在富集重金属、携带肺吸虫或其他病原菌、不良商贩用洗虾粉洗虾等安全隐患，而导致各类疾病发生。

横纹肌溶解综合征：指骨骼肌（横纹肌）急性破坏和溶解，释放大量肌红蛋白、磷酸肌酸激酶（>18 000微摩尔/升（正常值<145微摩尔/升）等肌细胞内容物，进入血液，并带来一系列危害的综合征。

人体的肌肉如遭重物长时间挤压或频繁击打，肌细胞就会溶解、坏死，肌细胞内大量的肌红蛋白、钾离子就同时漏了出来。此时，如果肌肉的压迫被突然解除，血液循环恢复，这些肌红蛋白、钾离子以及呈酸性的坏死物质大量的涌入血液中。大量的肌红蛋白从肾小球滤过后堵塞肾小管，导致急性肾小管坏死，肾小管堵塞后出现少尿、无尿而引起急性肾衰竭。高浓度的血钾可以直接抑制心肌收缩导致心脏骤停。酸中毒不但使全身器官缺氧，而且又置换出了其他细胞内的钾，使血钾进一步升高导致危害。

除了创伤因素外，非创伤因素包括过量运动、缺血、极端体温、药物毒物、感染等因素都可以导致横纹肌溶解。食用小龙虾及某些海产品后也可以引起横纹肌溶解。

横纹肌溶解不只是导致肌肉疼痛，全身无力，行走困难，严重者可引起急性肾衰竭、心搏骤停和猝死。

5. 似蚓蛔虫 似蚓蛔虫引起蛔虫病。虫卵为椭圆形，棕黄色。

蛔虫的发育不需要中间寄主，各种蛔虫的生活史基本相同。成虫寄生于寄主的小肠内，虫卵随粪便排出体外，在适宜的环境中单细胞卵发育为多细胞卵，再发育为第一期幼虫，经一定时间的生长和蜕皮，变为第二期幼虫（幼虫仍在卵壳内），再经3~5周才能达到感染性虫卵阶段。感染性虫卵被寄主吞食后，在小肠内孵出第二期幼虫，侵入小肠黏膜及黏膜下层，进入静脉，随血液到达肝、肺，后经支气管、气管、咽返回小肠内寄生，在此过程中，其幼虫逐渐长大为成虫。成虫在小肠里能生存1~2年，甚至有的可达4年以上。

蛔虫病的感染源主要是虫卵污染土壤、饮水、食物，虫卵对外界环境的抵抗力较强，可生存5年或更长时间。但虫卵不耐热，在阳光下数天可死亡。

蛔虫病分为两个阶段。早期症状与幼虫在肺内移行有关，表现为发热、咳嗽、肺炎；后期为小肠内成虫阶段，轻者不表现症状，严重感染时可致消瘦、贫血、腹痛等症状。虫的数量大还可引起肠梗阻、肠穿孔、阑尾炎。钻入气管可引起窒息，钻入胆管可引起胆道蛔虫病。

案例 北京上百消费者食用凉拌"福寿螺"导致脑膜炎

搜狐健康2006年8月18日报道：2006年5月22日，一男子在北京某酒楼与同事一起食用过"凉拌螺肉"。5月30日他感觉双肩疼痛、颈部僵硬，自觉受凉未治疗，随后双侧肋部及颈部皮肤感觉异常，有刺痛感，触摸及接触凉水、凉风后加重。至6月10日，活动、翻身、走路时头痛加重，伴恶心，去中日医院就诊，后转入北京友谊医院热带病研究所门诊，临床诊断为嗜酸性细胞增多性脑膜炎。同一天进餐的同事也出现了相同症状。

2006年6月25日，北京友谊医院临床医生到西城区北京某酒楼和该酒楼朝阳区劲松分店紧急调查，发现该酒楼销售的"凉拌螺肉"为"福寿螺"，并检测出在12只螺中有2只有广州管圆线虫幼虫。根据患者共同就餐史和流行病学调查结果、临床表现和实验室检查，临床确诊为广州管圆线虫病。后据北京市卫生局通报，自6月24日至9月24日，全市共接到临床诊断报告广州管圆线虫病160例，其中住院者共100人，重症25人，中症53人，无死亡病例。北京市卫生局对某酒楼作出罚款41万元处理。

案例　宠物身上的寄生虫

一中年男子尿黄，皮肤、巩膜黄染，中西医治疗4个月，未见好转，初步确诊为肝良性肿瘤。

手术后瘤病理检验，发现并非良性肿瘤，而患了肝细粒棘球蚴虫病。

肝细粒棘球蚴虫：是人体感染细粒棘球绦虫的幼虫所致的人兽共患性寄生虫病，呈全球性分布，多数在儿童期感染，青壮年期出现明显症状。该病的主要传染源为犬。传染途径是患者与宠物狗密切接触，其皮毛上虫卵污染手，经口直接感染，卵在胃酸作用下，卵壳被溶解孵化为蚴，绝大部分幼虫穿越肠壁经门静脉入肝。犬粪便污染蔬菜或水源，在干燥多风地区，虫卵随风飘扬，经呼吸道感染。

早期不易发现，晚期出现黄疸、上腹疼痛、腹腔积液。

预防：最好家里不养狗；接触狗，要勤洗手；不要让狗接触水源。

4

食品容器和包装材料的安全问题

食品容器、包装材料是指包装、盛放食品用的纸、竹、木、金属、搪瓷、陶瓷、塑料、橡胶、天然纤维、化学纤维、玻璃等制品和接触食品的涂料。食品用工具设备是指食品在生产经营过程中接触食品的机械、管道、传送带、容器、用具、餐具等。随着化学工业与食品工业的发展，新的包装材料已越来越多，在与食品接触时，某些材料的成分有可能迁移于食品中，造成食品的化学性污染，将给人体带来危害。所以应该严格注意它们的卫生质量，防止产生有害物质向食品迁移以保证人体健康。

目前，我国已制订的食品容器、包装材料卫生标准有6类38种，包括塑料19种，橡胶2种，金属及搪陶瓷4种，涂料8种，其他品种5种。某些高分子食品容器、包装材料在生产加工过程中需要加入加工助剂。根据《食品容器、包装材料用助剂使用卫生标准》的规定，我国容许使用的食品容器、包装材料用助剂共有17类57种。

一、塑料及其卫生问题

塑料是由大量小分子的单体通过共价键聚合成的一类以高分子树脂为基础，添加适量的增塑剂、稳定剂、抗氧剂等助剂，在一定的条件下塑化而成的材料制品。

根据受热后的性能变化，可分为热塑性和热固性两类。前者主要具有链状的线型结构，受热软化，可反复塑制；后者成型后具有网状的体型结构，受热不能软化，不能反复塑制。目前，我国容许使用的食品容器包装材料的热塑性塑料有聚乙烯、聚丙烯、聚苯乙烯、聚氯乙烯、聚碳酸酯、聚对苯二甲酸乙二醇酯、尼龙、苯乙烯–丙烯腈–丁二烯共聚物（ABS）、苯乙烯与丙烯腈的共聚物（AS）等；热固性塑料有三聚氰胺甲醛树脂等。

（一）常用塑料制品

1. 聚乙烯（PE）和聚丙烯（PP） 均为饱和聚烯烃，故与其他元素的相容性很差，能加入其中的添加剂的种类很少，因而难以印上鲜艳的图案。其急性毒性属于低毒级物质。

高压聚乙烯质地柔软，多制成薄膜，其特点是具透气性、不耐高温、耐油性亦较差。低压聚乙烯坚硬、耐高温，可以煮沸消毒。

聚丙烯透明度好，耐热，且有防潮性（即透气性差），常用于制成薄膜、编织袋和食品周转箱等。

两种单体沸点均较低，易于挥发，一般无残留。

2. 聚苯乙烯（PS） 属于聚烯烃，由于在每个乙烯单元中有一苯核，因而比重较大，燃烧时冒烟。

常用品种有透明聚苯乙烯和泡沫聚苯乙烯两类（后者在加工中加入发泡剂制成，曾用作快餐饭盒，因可造成白色污染，现已禁用）。

聚苯乙烯为饱和烃，故相容性亦较差。其主要卫生问题是单体苯乙烯及甲苯、乙苯和异丙苯等杂质具有一定的毒性（表4–1）。如每天给予400毫克/千克苯乙烯可致动物肝、肾重量减轻，并可抑制动物的繁殖能力。

表 4-1　苯乙烯单体及其挥发成分对大鼠的口服毒性

化合物名称	实验动物性别	LD_{50}（克/千克）	MNL（毫克/千克）
苯	雄	5.6	–
甲苯	雄、雌	7.0	118
二甲苯	雄	4.3	–
乙苯	雄、雌	3.5	136
二乙苯	雌	1.2	–
异丙苯	雄	1.4	154
苯乙烯	雄、雌	5.0	133
α-甲基苯乙烯	雄	4.9	–
乙烯苯	雄	4.0	–

用聚苯乙烯容器储存牛奶、肉汁、糖液及酱油等可产生异味。储放发酵奶饮料后，可有少量苯乙烯移入饮料，其移入量与储存温度和时间成正相关。

3. 聚氯乙烯（PVC）　PVC本身无毒，主要的卫生问题有3个方面。

氯乙烯单体和降解产物的毒性：氯乙烯经胃肠道吸收后，一部分未发生变化经呼吸道排出，还有一部分分解成氯乙醇和一氯醋酸。氯乙烯在体内可与DNA结合产生毒性，主要表现在神经系统、骨骼和肝脏。研究表明，氯乙烯单体及其分解产物具有致癌作用，甚至有引起血管肉瘤的人群报道。因此，各国对PVC树脂中氯乙烯单体残留量都做出规定，如日本、美国、英国、法国、荷兰、前联邦德国、意大利、瑞士等国规定应≤1毫克/千克；法国、意大利、瑞士还规定食品中迁移量≤0.05毫克/千克。我国国家标准规定，食品包装用PVC树脂和成型品中氯乙烯单体含量应分别控制在5毫克/千克和1毫克/千克以下。

　　氯乙烯单体的来源：聚氯乙烯的生产可分为乙炔法和乙烯法两种，由于合成工艺不同，聚氯乙烯中所含的卤代烃也不同。乙炔法聚氯乙烯含有1,1-二氯乙烷，而乙烯法聚氯乙烯中含有1,2-二氯乙烷，后者的毒性是前者的10倍。因此，国家标准规定，乙炔法PVC树脂中1,1-二氯乙烷残留量应≤150毫克/千克；乙烯法PVC树脂中1,2-二氯乙烷残留量应≤2毫克/千克。

　　增塑剂和助剂：PVC成型品中要使用大量的增塑剂（表4-2），有些增塑剂的毒性较大，除增塑剂以外，生产聚氯乙烯成型品时还要添加稳定剂和紫外线吸收剂等助剂，这些助剂也会向食品迁移。

相关链接　保鲜膜的使用与安全

　　保鲜膜3种材质：聚乙烯（PE）、聚氯乙烯（PVC）、聚篇二氯乙烯（PVDC）（可用于包装熟食，对阻气、阻氧要求较高的食品）。

　　PE保鲜膜适用于包装肉、新鲜果蔬、休闲食品、油脂食品、半成品、熟食、冷冻食品等，但耐温性不好，温度>110℃，会出现热容现象，用其包裹食品于微波炉加热，食物中油脂将包装膜中添加剂溶出，有害健康。

　　PVC可以包裹果蔬，但耐油、耐温差，不能包裹肉食、油脂食品、熟食，更不能在微波炉加热。

　　用微波炉加热不用保鲜膜、保鲜袋，最好用玻璃、白陶瓷容器。

表 4-2　部分增塑剂的 ADI

增塑剂名称	无条件 ADI（毫克/千克）	有条件 ADI（毫克/千克）
乙基邻苯二甲酰乙醇酸乙酯	0~2.5	2.5~5.0
对一叔丁基苯基水杨酸酯	0~1.0	1.0~2.0
苯二甲酸二辛酯	0~1.0	1.0~2.0
己二酸二异丁酯	0~2.5	2.5~5.0
环氧大豆油	0~12.5	12.5~25.0
乙酰柠檬酸三丁酯	0~10.0	10.0~20.0
癸二酸二丁酯	0~30.0	30.0~60.0
苯二甲酸二丁酯	0~1.0	1.0~2.0
硬脂酸丁酯	0~30.0	30.0~60.0

案例　"渗油"的保鲜膜

　　北京凯发环保技术咨询中心从北京、从上海、广州购买了16种市场上销售的所有品牌的PVC（聚氯乙烯）保鲜膜，送往国家权威检测机构。检测结果其中15种保鲜膜含有国家明令禁止使用的DEHA（N，N-二乙基羟胺）。其中最低超过检出线98倍，最高超出检出线472倍，平均超出检出线200多倍。

　　DEHA可在常温下从保鲜膜中释放并渗入到食物中，尤其是在包装脂肪含量较高的食物（如奶酪和肉类）时更易释放。在加热食品时，保鲜膜中的DEHA还会加速释放。国际肿瘤研究中心将DEHA划分为3类致癌物，对人体的危害性不容忽视。DEHA塑化剂影响人体的激素，导致内分泌系统紊乱，主要的现象是雌性激素分泌增加，导致女性性早熟、男性不育症，特别对婴幼儿的生殖器发育有很大影响。

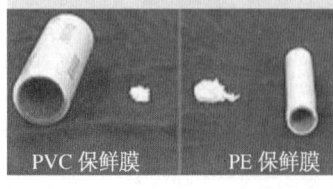

PVC 保鲜膜　　PE 保鲜膜

　　根据国家质检总局发布的公告，PVC保鲜膜在生产过程中允许加入的塑化剂是DOA（己二酸二辛酯）。但由于两种原料之间价格相差巨大，不少增塑剂生产企业将禁止使用的增塑剂DEHA产品，贴上了允许使用的增塑剂DOA的包装，冒充合格原料提供给保鲜膜生产企业。

由于PVC保鲜膜一直没有国家标准，导致无标可依，无法可管。

建议消费者最好选购PE（聚乙烯）保鲜膜，如果使用PVC保鲜膜不要直接包装肉食、熟食、含油脂的食物，也不宜直接由微波炉加热。

4. 三聚氰胺甲醛（MF）树脂　三聚氰胺甲醛树脂本身无毒。但三聚氰胺甲醛树脂会含有一定量的游离甲醛，尤其是由苯酚与甲醛缩聚而成的酚醛树脂（俗称电木）和由尿素与甲醛缩聚而成的脲醛树脂（俗称电玉）中甲醛含量更高。

甲醛是一种细胞的原浆毒，动物经口摄入甲醛，可出现肝细胞坏死和淋巴细胞浸润。

酚醛树脂和脲醛树脂不得用于食品容器和包装材料。MF树脂中甲醛的迁移量随树脂热固压制的时间和热固成型后放置时间的延长以及热固压制温度的升高而降低。

5. 聚碳酸酯（PC）塑料　PC树脂本身无毒，经口LD_{50}为>10克/千克，致突变试验（Ames试验、微核试验和精子畸变分析）阴性。

双酚A与碳酸二苯酯进行酯交换时会产生中间体——苯酚；PC树脂在高浓度乙醇溶液中浸泡后，其重量和抗张强度均有明显下降。

PC容器和包装材料不宜接触高浓度乙醇溶液。

PC树脂中的双酚A具有一定危害，在温度高情况下释放量增加很快，100℃双酚A的释放量是20℃的50~60倍，所以PC树脂容器不可以在PC树脂高温中使用。

6. 聚对苯二甲酸乙二醇酯（PET）塑料　PET树脂无毒，小鼠经口树脂或提取物的LD_{50}均>10克/千克，致突变试验（Ames试验、微核试验和精子畸变分析）均阴性。

由于PET树脂在自缩聚过程中要使用锑（三氧化二锑或醋酸锑）作催化剂，所以，树脂中可能有锑的残留。

锑为中等急性毒性的金属，三氧化二锑的大鼠LD_{50}（腹腔）为3.25克/千克，100毫克/千克剂量喂养大鼠12个月，对心肌有损害作用。国外也有使用锗作催化剂。

7. 聚酰胺（尼龙）　尼龙本身无毒，尼龙6树脂的浸泡液对小鼠口服LD_{50}>10克/千克，致突变试验（Ames试验和微核试验）均阴性，但尼龙6中含有己内酰胺，有报道长期摄入己内酰胺能引起神经衰弱。

8. 不饱和聚酯树脂及其玻璃钢制品　不饱和聚酯树脂及其玻璃钢本身无毒，不饱和聚酯树脂的经口LD_{50}>15克/千克，致突变试验（Ames试验、微核试验和精子畸变分析）均阴性。

但在不饱和聚酯树脂及其玻璃钢聚合、固化时需要使用引发剂和催化剂。因此，在不饱和聚酯树脂及其玻璃钢中会有引发剂和催化剂的残留。引发剂和催化剂的品种较多，有些毒性较大。

食品容器、包装材料用不饱和聚酯树脂及其玻璃钢应当使用过氧化甲乙酮为引发剂，环烷酸钴为催化剂。

苯乙烯既是不饱和聚酯树脂及其玻璃钢的溶剂，又是其固化的交联剂。因此，苯乙烯的残留是不可避免的。苯乙烯具有较大的毒性，其残留量与引发剂、催化剂加入的比例、固化程度以及成型后的处理有关。

9. 苯乙烯–丙烯腈–丁二烯共聚物（ABS）和苯乙烯和丙烯腈的共聚物（AS） ABS 和 AS 是一类含丙烯腈单体的化合物。其主要的卫生问题除了苯乙烯外，还有丙烯腈单体的残留问题。

丙烯腈（CH=CH–C≡N）是一种无色、挥发性、易燃、带有甜味并有特殊香味的气体，稍溶于水，易溶于大多数有机溶剂，沸点为 77.3℃，冰点 –83.55℃。动物经口丙烯腈的 LD_{50} 为 25~186 毫克/千克。动物急性中毒表现为兴奋、呼吸快而浅、缓慢喘气、窒息、抽搐、死亡。口服丙烯腈还可造成循环系统、肾脏损伤和血液生化改变。2 年慢性实验证明，丙烯腈有致瘤性，尤其是中枢神经系统、皮脂腺、舌、肾、小肠、乳腺的肿瘤。

美国和英国认为丙烯腈对实验动物有致癌性。Werner 和 Carter（1981）对接触丙烯腈工人进行流行病学调查，结果发现接触丙烯腈工人的胃癌、肺癌发生率显著升高，但实验组肺癌发病与对照缺乏恒定性。

（二）塑料助剂

塑料助剂种类很多，对于保证塑料制品的质量和理化特性非常重要。但有些助剂对人体可能有毒害作用并向食品中迁移，必须加以注意。

1. 增塑剂（塑化剂） 增塑剂具有增加塑料制品的可塑性，使其能在较低温度下进行加工。

增塑剂（邻苯二甲酸二乙基己酯 DEHP）的急性毒性较低，人摄入后几乎没有不良反应，但是慢性毒性对人类的危害却非常大。动物研究结果表明，可导致动物存活率降低、体重减轻、肝肾功能损伤、血红细胞计数减少、降低体内抗氧化酶（SOD\MDA）活性等。长时间或剂量大还导致三致（致癌、致畸、致突变），更可怕的是动物的睾丸变化特别明显，其体积可萎缩一半。

塑化剂——双酚A，是在塑料制品中广泛使用的一种碳氢化合物，连接其他分子形成的高分子树脂。作为塑化剂，双酚A用来制造塑料制品（饮料包装、奶瓶、水瓶、微波炉专用产品盛装食品和饮料的杯子、牙具、眼镜及医疗器材等。

通常情况下，双酚A仅少量释放，人们在日常生活中通过饮食、呼吸、皮肤接触等途径少量吸收双酚A。但是加热或与酸碱化合物接触，会加速塑料中双酚A的释放，人们也常会因为用塑料产品盛装热饮、微波加热等过程增加双酚A的吸收，美国在93%~95%的人尿液中检测出双酚A。研究表明，一定剂量的双酚A进入人体后具有模拟雌激素的作用，可影响性发育、神经系统发育和糖脂代谢，尤其是器官发育未完全的婴幼儿。瑞金医院宁光教授团队研究表明，中国年龄>40岁人群中，87.7%可检测到尿液中双酚A，平均水平为0.81毫克/毫升。

同时发现较高水平的尿双酚A（>1.47毫克/毫升），显著增加2型糖尿病患病风险，但是较低水平的尿双酚A（<1.43毫克/毫升）与2型糖尿病患病风险间无相关性。

因为成人接触双酚A后90%可以通过尿液排出，所以美国国立卫生院把双酚A成人的危害分级为"可以忽略"。

但是高水平的尿双酚A，对健康尤其是成人血糖代谢紊乱影响一定要关注，还要关注婴幼儿、育龄人群、乳腺癌、前列腺癌等癌症高发人群，尽量减少塑料水杯的反复使用，避免微波炉饭盒的加热，改用玻璃制品，塑料容器应定期更换等。

相关链接　双酚A对人体健康危害

> 双酚A是世界生产量最大化学物质之一，在人体内代谢半衰期较短，24小时即代谢殆尽。20世纪60年代起，双酚A多被用于制造奶瓶、幼儿用吸口杯、食品和饮料罐内侧涂层。
>
> 双酚A是世界公认的环境内分泌干扰物之一，人体摄入过多导致肥胖。
>
> 目前，对上海市259名8~15岁学龄儿童进行"环境致肥胖因子"流行病学调查研究，结果发现，84.9%的受检者尿液中含双酚A成分，双酚A浓度越高，肥胖程度越高。
>
> 双酚A通过饮食摄入、空气吸入、皮肤接触等途径危害人体。

增塑剂对人类机体明显的慢性危害是生殖毒性。近50年来人类男性精子数由2亿/毫升下降到1亿/毫升还不到，甚至一些人群下降到6 000万/毫升以下，我国一些地方更为严重，对家庭、社会、国家形成潜在的威胁。

塑化剂不是食品添加剂，是化工原料。

一般多采用化学性质稳定，在常温下为液态并易与树脂混合的有机化合物。如邻苯二甲酸酯类是应用最为广泛的一种，其毒性较低。其中二丁酯、二辛酯在许多国家都允许使用。磷酸酯类增塑剂中的磷酸二苯一辛酸耐浸泡和耐低温性较好，毒性也较低。另外，脂肪族二元酸酯类的己二酸二辛酯也是一种常用的增塑剂，耐低温性也较好。

塑化剂对人体健康的影响，取决于摄入量的多少和摄入时间的长短。国际大量动物实验研究表明，长期大剂量摄入塑化剂，具有内分泌干扰作用和生殖毒性。从确保人体健康出发，根据国际权威卫生健康评估机构的研究结果，成人终生每天摄入邻苯二甲酸二（α-乙基己酯）（DEHP）不超过3毫克，摄入邻苯二甲酸二正丁酯（DBP）不超过0.6毫克，不会造成健康危害。

案例　酒鬼酒塑化剂严重超标

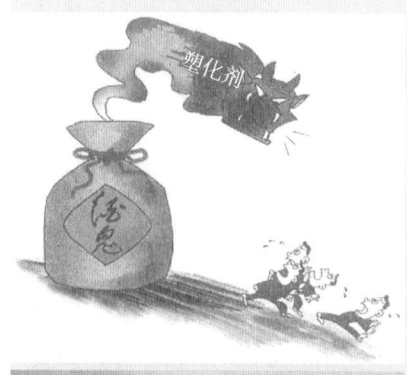

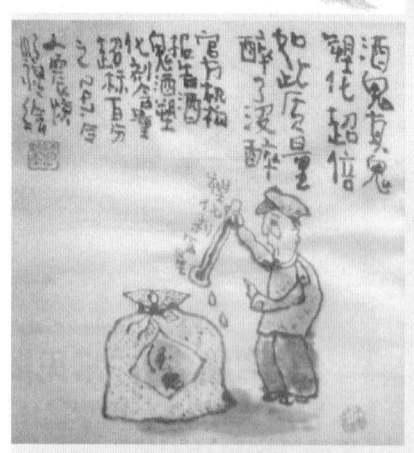

酒鬼真"鬼"

《文汇报》2012年11月22日5版新闻点击报道：

湖南酒鬼酒被检出含塑化剂。新华社北京11月21日电：湖南省质量技术监督局21日向质检总局报告称，酒鬼酒样品中被检出含有塑化剂。根据报告，湖南省产品质量监督检验院对50度酒鬼酒样品进行检测，目前检测结果DBP（邻苯二甲酸酯类物质，即塑化剂）最高检出值为1.04毫克/千克。

湖南质检局20日晚发通告称，湘西土家族苗族自治州质检局对酒鬼酒公司进行执法检查，暂未发现人为添加塑化剂的行为。

相关链接　塑化剂尚未列入食品强检国标

新民网论2012年11月21日

塑化剂DBP（邻苯二甲酸酯类物质）是国家卫生部明确规定需要在食品中限量的有毒物质，但至今尚未列入强制检测名单。

塑化剂看不到，摸不着，最有效的办法就是检测。

目前，国际食品法典委员会、我国及其他国家均未制定酒类中邻苯二甲酸酯类物质（塑化剂DBP）的限量标准。

相关链接　如何避免摄入塑化剂

学会辨认塑料标志（带有数字的三角形），根据不同材质合理使用。

与塑料相比，玻璃、陶瓷、不锈钢的性质更稳定，与食品直接接触更安全可靠。

在微波炉中加热食品用玻璃或陶瓷材料的微波专用容器，剩菜放在玻璃或陶瓷容器中保存。

不要用塑料容器存放油、醋、酒等。

不要反复使用塑料瓶、塑料杯。

不要用装方便面的塑料碗直接冲开水泡面，改用玻璃或瓷碗。

不要用塑料制品包高温食品。

尽量少用一次性餐盒装食品，拒绝使用劣质一次性餐盒装食品。

2. 稳定剂 稳定剂具有防止塑料制品受光或高温发生降解的作用。

大多数为金属盐类，如三盐基硫酸铅、二盐基硫酸铅或硬脂酸铅盐、钡盐、锌盐及镉盐，其中铅盐耐热性强。但铅盐、钡盐和镉盐对人体危害较大，不得用于食品容器和工、用具的塑料中。容许使用锌盐，其用量规定为1%~3%。有机锡稳定剂工艺性能较好，毒性也较低（除二丁基锡外），一般二烷基锡碳链越长，毒性越小，二辛基锡可以认为经口无毒。

3. 其他 抗氧化剂，如丁基羟基茴香脑和二丁基羟基甲苯等。

抗静电剂，大多为表面活性剂，如有阴离子型的烷基苯磺酸盐和 α–烯烃磺酸盐、阳离子型的月桂醇、非离子型的醚类和酯类。

润滑剂，如高级脂肪酸、高级醇类或脂肪酸酯类。

着色剂，包括染料及颜料。

（三）卫生要求与标准

各种塑料由于其树脂、助剂种类和用量、加工工艺以及使用条件的不同，对不同塑料制品应有不同要求，但总的要求应是对人体无害。

根据我国有关规定，对塑料制品提出了树脂和成型品的卫生标准。采用模拟食品作为浸泡液，按接触"食品"的面积加入浸泡液（一般为2毫升/平方厘米），浸泡一定时间后测定浸泡液中迁移物的含量。此外，许多树脂和成型品还制定特异性指标，有些有色的塑料制品还控制褪色试验。我国几种常用塑料的卫生标准见表4-3。

表4-3　几种常用塑料的卫生标准（毫克/升）

常用塑料	蒸发残渣					高锰酸钾消耗量	重金属4%醋酸	褪色试验	特异性指标	
	4%醋酸	20%乙醇	65%乙醇	正己烷	水					
PE	30	—	30	60	—	10	1	阴性		
PP	30	—		30		10	1	阴性		
PVC	30	30		150		10	1	阴性	1	氯乙烯
PS	30		30			10	1	阴性		
MF	—				30	10	1	阴性	30	甲醛
PC	30	30		30	30	10	1	阴性	0.05	酚
PET	30		30	30	30	10	1	阴性	0.05	锑
玻璃钢	30		30	30		10	1	阴性	0.1	苯乙烯
尼龙	30	20		30	30	10	1	阴性	15	己内酰胺
ABS	15	15		15	15	10	1	阴性	11	丙烯腈
AS	15	15		15	15	10	1	阴性	50	丙烯腈

　　肉类熟食不要用保鲜膜包装。熟食、热食、含油脂的食物，特别是肉类和保鲜膜接触后，很容易使其材料中化学成分挥发，溶解到食物中危害健康。

　　聚乙烯（PE）不含增塑剂，相对安全，聚氯乙烯（PVC）含稳定剂、润滑剂、辅助加工剂，对人体有一定危害。

相关链接　塑料瓶底数字的解读

　　塑料制品上的三角形是为了方便回收，三角形是三个箭头，表示可循环再生利用。

　　2008年以前，3个箭头围成的三角形里面有1~7数字，1~6表示一类塑料，7表示其他所有塑料。

　　2008年4月，国家治疗监督检验检疫总局和国家标准化管理委员会发布了《塑料制品的标志》（GB/T16288-2008），

2008年10月实施。

代号1~140，代号1：聚对苯二甲酸乙二酯（PET）、代号7：丙烯腈－丁二烯塑料（AB）、代号140：乙烯基酯树脂（VE）等。

标有1~6的塑料包装制品，经常包装或盛放食物。1：出现在各种矿泉水瓶、饮料瓶上；2：超市的购物袋食品袋上；3、4：出现在保鲜袋上；5：塑料包装制品多见（可以在微波炉加热的塑料饭盒、塑料水杯；6：一次性水杯。

与标有6的塑料制品相比，标5的聚丙烯塑料制品，含添加剂更少，可以耐130℃高温，是可以微波炉加热的，软一点的塑料水杯更安全。

建议：避免用塑料制品加热食品；不要用塑料制品长期装油脂；如果用塑料制品放食品，不要用有颜色的。

相关链接　国家质检总局要求含DEHA的 PVC保鲜膜一律退市

中央电视台《经济新闻联播》2005年10月25日报道：国家质检总局今天宣布，对含有DEHA增塑剂的PVC食品保鲜膜产品，将一律禁止生产和进出口，也禁止经销任何此类产品。

我国市场上销售的家庭用食品保鲜膜大多采用安全的聚乙烯（PE）和聚偏二氯乙烯（PVDC）材料生产。

　　PE主要用于食品的包装，PVDC主要用于熟食火腿等产品的包装。PVC被广泛应用于食品、蔬菜外包装。PVC食品保鲜膜主要有两个方面对人造成危害：氯乙烯单体含量高，会挥发出来；PVC保鲜膜用的增塑剂主要成分是乙基己基胺（DEHA），这种物质容易析出，随着食物带入人体，对人体造成致癌作用，特别是造成内分泌、激素的紊乱，对人体造成较大的危害。

　　因危害严重，欧洲早已禁止使用PVC作为食品包装材料。2000年，日本杜绝了PVC食品包装。目前，美国、日本、新加坡、韩国和欧洲各国现已全面禁止使用PVC包装材料。

　　国家质检总局新闻发言人刘兆彬：在2003年我国颁布的《食品容器、包装材料用助剂使用卫生标准》中，DEHA属于不允许使用的添加剂，使用DEHA生产食品保鲜膜属于违规行为。

二、橡胶制品的卫生

　　橡胶制品一般以橡胶基料为主要原料，配以一定助剂，组成特定配方加工而成。

　　橡胶是一种高分子化合物，有天然与合成橡胶两类。橡胶中的毒性物质来源于橡胶基料和添加助剂。

　　（一）橡胶基料

　　1. **天然橡胶**　天然橡胶是由橡胶树流出的乳胶，经凝固、干燥等工艺加工而成的弹性固形物。

它是以异戊二烯为主要成分的不饱和的高分子化合物，其含烃量达90%以上。

由于加工工艺的不同，天然橡胶基料有乳胶、烟胶片、风干胶片、白皱片、褐皱片等。

天然橡胶因不受消化酶分解，也不被人体吸收，一般认为本身无毒。尤其是乳胶和白皱片质地纯净，较适合于制作食品用橡胶制品。褐皱片杂质较多，质量较差。烟胶片经过烟熏，可能含有多环芳烃，一般不用于制作食品用橡胶制品。

2. 合成橡胶 合成橡胶单体因橡胶种类不同而异，大多是由二烯类单体聚合而成，主要有硅橡胶、丁橡胶、乙丙橡胶、丁苯胶、丁腈胶、氯丁胶等。

硅橡胶的化学成分为聚二甲基硅烷，毒性甚小，化学性质稳定，可以用于食品工业；丁橡胶由异戊二烯和异丁二烯聚合而成；乙丙橡胶由乙烯和丙烯聚合而成。

异戊二烯和异丁二烯、乙烯和丙烯单体都具有麻醉作用，但丁基橡胶经大鼠、犬2年喂养试验尚未证明有慢性毒性作用。

丁橡胶、乙丙橡胶广泛用于制作食品用橡胶制品；丁苯胶由丁二烯和苯乙烯共聚而成，苯乙烯单体有一定毒性，但聚合物本身并无毒性作用，也可用作食品用橡胶制品；丁腈胶由丁二烯和丙烯腈共聚而成，虽然耐油性较强，但丙烯腈单体的毒性较大，大鼠口服LD_{50}为78~93毫克/千克，能引起溶血且有致癌致畸作用。

美国FDA1977年将丁腈橡胶成型品中丙烯腈溶出量由0.3毫克/千克下降到0.05毫克/千克。氯丁胶由二氯-1，3-丁二烯聚合而成，有报道二氯-1,3-丁二烯单体局部接触有致癌作用，一般不得用于制作食品用橡胶制品。

（二）橡胶助剂

橡胶加工成型时，往往需要加入大量加工助剂。食品用橡胶制品中加工助剂约占50%以上，而添加的助剂一般都不是高分子化合物，有些并没有结合到橡胶的高分子化合物结构中，有些则有较大的毒性（表4-4）。常用的橡胶加工助剂有以下几种：

表4-4　部分橡胶助剂的毒性

助剂名称	商品名	实验动物	LD_{50}（克/千克）	MNL（毫克/千克）	ADI（毫克/千克）	PADI*（毫克/千克）
过氧化苯甲酰		小鼠腹腔	0.25		0~40（无条件）	40~75（有条件）
二硫化四甲基秋兰姆	促进剂TMTD	大鼠口服	1.25	48	0~0.25（WHO）	7（WHO）
二甲基硫化氨基甲酸锌	促进剂PZ	大鼠口服	1.40	250	0~1.25（WHO）	7（WHO）
α-硫醇基苯并噻唑	促进剂M	小鼠口服	0.20（MLD）	120	0~0.075	4.5
二叔丁基甲基苯酚	防老剂BHT	大鼠口服	1.7~1.97	1 000	0~0.50（WHO）	30
烷基与芳基取代苯酚				250	0~0.04	2.5

* 为暂定ADI值

1. 硫化促进剂　硫化促进剂简称促进剂，起促进橡胶硫化的作用，提高橡胶的硬度、耐热性和耐浸泡性。促进剂大多数为有机化合物。如：硫脲类、噻唑类、次磺酰胺类和秋兰姆类等。目前，食品用橡胶制品中容许使用的促进剂有二硫化四甲基秋兰姆、二乙基二硫代氨基甲酸锌、N-氧二乙撑-2-苯并噻唑次磺酰胺。其他的促进剂毒性较大，如乌洛托品能产生甲醛而对肝脏有毒性；乙撑硫脲有致癌性；二苯胍对肝脏、肾脏有毒性。美国FDA1974年做出规定，禁止在食品用橡胶制品中使用乌洛托品和乙撑硫脲。

2. 防老化剂　防老剂具有防止橡胶制品老化的作用，提高橡胶制品的耐热、耐酸、耐臭氧、耐曲折龟裂性。食品用橡胶制品中容许使用的防老剂有防老剂264（叔二丁基羟基甲苯）、防老剂BLE（丙酮和二苯胺高温反应物）。一般芳香胺类衍生物有明显的毒性，禁止用于食品用橡胶制品中，如苯基 β – 萘胺中含有1~20mg/kg β – 萘胺，β – 萘胺能引起膀胱癌；N，N–二苯基对苯二胺在人体内可代谢转化为 β – 萘胺。

3. 填充剂　填充剂是橡胶制品中使用量最多的助剂。食品用橡胶制品容许使用的填充剂有碳酸钙、重质碳酸钙、轻质碳酸钙、滑石粉。一般橡胶制品常使用的炭黑中含有较多的B（a）P，炭黑的提取物有明显的致突变作用。有些国家规定去除B（a）P的炭黑才能用于食品用橡胶制品中。例如，法国和意大利规定黑炭中B（a）P的含量<0.01%，前联邦德国规定<0.15%。

三、涂料的卫生问题

食品是一种较好的溶剂，尤其是饮料、调味品、酒类等对其包装材料和容器的腐蚀性较大，对食品容器、包装材料耐腐蚀性的要求较高。

为防止食品对食品容器、包装材料内壁的腐蚀，以及食品容器、包装材料中的有害物质向食品中的迁移，常常在有些食品容器、包装材料的内壁涂上一层耐酸、耐油、耐碱的防腐蚀涂料。

有些食品加工工艺的特殊要求，也需要在加工机械、设备上涂有特殊的材料（如防粘）。根据涂料使用的对象以及成膜条件，分为大池内壁非高温成膜涂料和罐头容器内壁高温成膜涂料两大类。

（一）非高温成膜涂料

非高温成膜涂料一般用于储藏酒（包括白酒、黄酒、葡萄酒、啤酒等）、酱、酱油、醋等的大池（罐）的内壁。这类涂料经喷涂后，在自然环境条件下常温固化成膜，成膜后必须用清水冲洗干净后方可使用。常用的有聚酰胺环氧树脂涂料、过氯乙烯涂料和漆酚涂料等。

（二）聚酰胺环氧树脂涂料

聚酰胺环氧树脂涂料属于环氧树脂类涂料。环氧树脂涂料是一种加固化剂固化成膜的涂料，环氧树脂一般由双酚A（二酚基丙烷）与环氧氯丙烷聚合而成。

根据聚合程度不同，环氧树脂的分子量也不同。分子量越大（即环氧值越小）越稳定，越不易溶出迁移到食品中去，因此其安全性越高。聚酰胺作为聚酰胺环氧树脂涂料的固化剂，其本身是一种高分子化合物，未见有毒性报道。

聚酰胺环氧树脂涂料的主要卫生问题是环氧树脂的质量、与固化剂的配比、固化度，以及环氧树脂中未固化物质向食品的迁移。聚酰胺环氧树脂涂料在各种溶剂中的蒸发残渣应控制30mg/L以下。

（三）过氯乙烯涂料

过氯乙烯涂料以过氯乙烯树脂为原料，配以增塑剂、溶剂等助剂，经涂刷或喷涂后自然干燥成膜。

过氯乙烯树脂中含有氯乙烯单体，氯乙烯是一种致癌的有毒化合物。成膜后的过氯乙烯涂料中仍可能有氯乙烯的残留，成膜后氯乙烯单体残留量应控制在1毫克/千克以下。

（四）漆酚涂料

漆酚涂料是以我国传统的天然生漆为主要原料，经精炼加工成清漆，或在清漆中加入一定量的巧氧树脂，并以醇、酮为溶剂稀释而成。漆酚涂料含有游离酚、甲醛等杂质，成膜后会向食品迁移。

成膜后游离酚、甲醛的残留量应控制在0.1毫克/升和5毫克/升以下。

（五）高温固化成膜涂料

高温固化成膜涂料一般喷涂在罐头、炊具的内壁和食品加工设备的表面，经高温烧结固化成膜。

常用的高温固化成膜涂料有环氧酚醛涂料、水基改性环氧涂料、有机硅防粘涂料、聚四氟乙烯涂料等。

（六）环氧酚醛涂料

环氧酚醛涂料为环氧与酚醛树脂的聚合物，常常喷涂在食品罐头内壁，经高温烧结成膜，具有抗酸、抗硫特性。

成膜后的聚合物中可含有游离酚和甲醛等未聚合的单体和低分子聚合物。酚醛树脂和环氧酚醛涂料中游离酚的含量应分别低于10%和3.5%。成膜后游离酚和甲醛残留量均应控制在0.1毫克/升以下。

（七）水基改性环氧涂料

水基改性环氧涂料以环氧树脂为主要原料，配以一定的助剂制成，主要喷涂在啤酒、碳酸饮料的全铝二片易拉罐的内壁，经高温烧结成膜。

由于水基改性环氧涂料中含有环氧酚醛树脂，也含有游离酚和甲醛等。涂膜中游离酚和甲醛残留量均应控制在0.1毫克/升以下。

（八）有机硅防粘涂料

有机硅防粘涂料是以含羟基的聚甲基硅氧烷或聚甲基苯基硅氧烷为主要原料，配以一定的助剂制成，喷涂在铝板、镀锡铁板等食品加工设备的金属表面，经高温烧结固化成膜，具有耐腐蚀、防粘等特性，主要用于面包、糕点等具有防粘要求的食品模具表面。

有机硅防粘涂料是一类高分子化合物，无毒，经口$LD_{50}>10$克/千克，致突变试验（Ames试验、微核试验和精子畸变分析）均阴性，是一种比较安全的食品容器内壁防粘涂料。

（九）氟涂料

氟涂料包括聚氟乙烯、聚四氟乙烯、聚六氟丙烯涂料等，这些涂料以氟乙烯、四氟乙烯、六氟丙烯为主要原料聚合而成，并配以一定助剂，喷涂在铝材、铁板等金属表面，经高温烧结成膜。

具有防粘、耐腐蚀（但耐酸性较差）特性，主要用于不粘炊具、麦乳晶烧结盘等有防粘要求物的表面，其中以聚四氟乙烯最常用。

聚四氟乙烯是一种高分子化合物，化学性质稳定，$LD_{50}>10$克/千克，致突变试验（Ames试验、微核试验和精子畸变分析）均阴性，是一种比较安全的食品容器内壁涂料。

由于坯料在喷涂前常用铬酸盐处理，从而造成涂膜中有铬的残留。涂膜中铬和氟的迁移量应分别控制在0.01毫克/升和0.2毫克/升以下。另外，聚四氟乙烯在280℃时会发生裂解，产生挥发性很强的有毒氟化物，所以，聚四氟乙烯涂料的使用温度不得超过250℃。

四、陶瓷、搪器的卫生问题

（一）陶器和瓷器

陶器和瓷器以黏土为主要原料，加入长石、石英，经过配料、细碎、除铁、炼泥、成型、干燥、上釉、烧结、彩饰，经高温烧结而成。根据选用的原料和加工工艺又可分别分为粗陶、精陶和粗瓷、细瓷。陶器的烧结温度1 000~1 200℃，瓷器约1 200~1 500℃。

一般的陶瓷器本身没有毒性，主要是釉彩的毒性。陶瓷器釉彩均为金属氧化颜料，如硫化镉、氧化铅、氧化铬、硝酸锰等，釉彩中加入铅盐可降低釉彩的熔点，从而降低烧釉的温度，陶器、瓷器食具容器中铅和镉的含量应分别控制在7毫克/升和0.5毫克/升以下。

根据陶瓷器彩饰工艺不同，分为釉上彩、釉下彩和粉彩，其中釉下彩最安全，金属的迁移量最少，粉彩的金属迁移最多。瓷器的花饰一般采用花纸印花，应当采用无铅或低铅花纸，接触食品的部位不应有花饰。

（二）搪瓷

搪瓷是以铁皮冲压成铁坯、喷涂搪釉、800~900℃高温烧结而成。搪瓷食具容器具有耐酸、耐高温、易于清洗等特性。

搪瓷表面的釉彩成分复杂，为降低釉彩熔融温度，往往加入硼砂、氧化铝等，釉彩的颜料采用金属盐类，如氧化钛、氧化锌、硫化镉、氧化铅、氧化锑等。应尽量少用或者不用铅、锌、砷、镉的金属氧化物。搪瓷制品中铅、镉、锑的迁移量应分别控制在1.0毫克/升、0.5毫克/升和0.7毫克/升以下。

五、不锈钢、铝制品和玻璃制品的卫生

（一）不锈钢

不锈钢具有耐腐蚀、外观洁净、易于清洗消毒的特性。不同型号的不锈钢组分和特性不同。例如，奥氏体型不锈钢含有铬、镍、钛等元素，其硬度较低，耐腐蚀性较好，如1Crl8Ni9 Ti、0Crl8Ni9、1Crl8Ni9，适合于制作食品容器、食品加工机械、厨房设备等，其铅、铬、镍、镉、砷的迁移量必须分别控制在1.0毫克/升、0.5毫克/升、3.0毫克/升、0.02毫克/升和0.04毫克/升以下。马氏体型不锈钢含有铬元素，其硬度较高，耐腐蚀性较差，俗称不锈铁，如0Crl3、1Crl3、2Crl3、3Crl3，适合制作刀、叉等餐具，其铅、镍、镉、砷的迁移量必须分别控制在1.0毫克/升、1.0毫克/升、0.02毫克/升和0.04毫克/升以下。

（二）铝制品

用于制造食品容器和包装材料的铝材有精铝和回收铝之分。精铝纯度较高，杂质含量较低，但硬度较低，适合于制造各种铝制容器、餐具、铝箔；回收铝来源复杂，杂质含量高，不得用于制造食具和食品容器，只能用于制造菜铲、饭勺等炊具，但要注意回收铝的来源。精铝制品和回收铝制品的铅溶出量应分别低于0.2毫克/升和5毫克/升，锌、砷、镉则分别控制在1毫克/升、0.04毫克/升和0.02毫克/升以下。

（三）玻璃制品

玻璃以二氧化硅为主要原料，配以一定的辅料，经高温熔融制成。二氧化硅的毒性很小，经消化道摄入几乎不被人体所吸收。

有些辅料的毒性很大，如红丹粉、三氧化二砷，尤其是中高档玻璃器皿，如高脚酒杯的加铅量可达30%以上。铅和砷的毒性都比较大，是玻璃制品主要的卫生问题。

六、包装纸、复合包装材料卫生

（一）包装纸

造纸的原料包括纸浆和辅料。纸浆有木浆、草浆（稻草、麦秆、甘蔗渣等）、棉浆等；辅料有硫酸铝、氢氧化钠、亚硫酸钠、次氯酸钠、松香、杀菌剂、防霉剂、漂白剂等。主要的卫生问题有：①纸浆中的农药残留；②回收纸中油墨颜料中的铅、镉、多氯联苯等有害物质；③劣质纸浆漂白剂，有些漂白剂有一定的毒性，甚至有致癌作用，如荧光漂白剂等；④造纸加工助剂的毒性。由于目前我国尚无食品包装材料印刷专用油墨颜料，一般工业印刷用油墨及颜料中的铅、镉等有害金属和甲苯、二甲苯或多氯联苯等有机溶剂均有一定毒性。

案例 多款方便面桶外纸荧光物超标

2012年5~8月国际食品包装协会与北京凯发环保技术咨询公司联合调查组对日清方便面、统一老坛酸菜面等53个品牌84个样品检验，涉及北京、上海等地区多家知名超市，检测纸桶内、外层荧光性物质。结果36个纸制样品中，外层的荧光性物质大多含量超标，不符合食品用纸标准规定的100平方厘米纸样中最大荧光面积不得大于5平方厘米的要求。同时放置在纸杯、纸碗、纸餐盒中的合格证小标签检出的荧光物质含量极高。

方便面桶、奶茶杯等纸质容器外层纸荧光物超标，可能是使用了非食品级用纸，甚至有可能是废纸。不排除有害物质通过口、皮肤等途径进入人体，或渗透到食品中，长期积累对健康造成危害。

相关链接　纸制容器选购

> 选购纸制容器时首先看生产企业信息、生产许可证标志及编号、生产日期及保质期、存储及使用条件等标识。
>
> 产品颜色不要过于鲜艳，以没有印刷图案为宜。
>
> 将纸杯对着光线看，合格产品无杂质。
>
> 纸杯无刺鼻异味、油墨味、霉味。
>
> 手捏好的纸杯很硬，有回弹性，劣质的捏了很软，无回弹性，一捏就扁了。

（二）复合包装材料

复合包装材料品种很多，主要有：①供真空或低温消毒杀菌类，如聚乙烯层压赛珞玢或压聚酯、聚酰胺等；②供高温（105~120℃）杀菌类，如高密度聚乙烯层压聚酯或压聚酰胺，以及3层材料（如聚酯–铝箔–高密度聚乙烯）等；③可充气类，如聚乙烯层压聚酯，压拉伸聚酰胺等。

复合材料的卫生问题应从如下两个方面考虑。

1. 原料的卫生　复合包装材料的塑料薄膜、铝箔、纸等应当符合相应的卫生要求和卫生标准。用于黏合的黏合剂有两种：①马来酸改性聚丙烯，不会对食品产生影响；②聚氨酯型黏合剂，该黏合剂中的中间体–甲苯二异氰酸酯水解后产生甲苯二胺，尤其是在酸性和高温条件下更易水解。甲苯二胺是一种致癌物质并向食品迁移，其迁移量应控制在0.004毫克/升以下。

2. 复合包装袋的卫生　经复合的包装袋各层之间粘合牢固，不能发生剥离，彩色油墨应印刷在两层薄膜之间。复合时，必须待油墨和黏合剂中的溶剂充分干燥后再黏合，防止溶剂向食品迁移。

案例　有毒桶装猪油致千人中毒

　　新华社2001年1月20日报道，江西赣州市法院昨天对广东省深圳市不法商人林烈群等以工业用猪油冒充食用猪油销售的制售假犯罪案做出判决，一批犯罪分子受到法律制裁。

　　广东省深圳市龙岗区沙湾深安贸易部经理林烈群，自1995年6月本公司成立后，先后从香港购进大量无商标、无生产厂家、无生产日期、无合格证的工业用猪油，并与本公司职员林少坤隐瞒真相，批发给江西省的定南、龙南、会昌等县的食用猪油经销商，从中非法牟利。

　　1998年12月1日，林烈群将从香港购进的工业用猪油（其中部分被有机锡污染），当作食用猪油批发给江西省定南县和龙南县的何华平、黄华香、吴赣池、罗伟华、黄俊海等人销售，部分群众购买误食，造成1002人中毒，其中60人重度中毒，3人中毒死亡，942人轻度中毒和334人出现中毒不良反应的严重后果。这些桶装猪油全是三无产品，实际上全部是工业用猪油，本来就不能食用，再加上商贩在分装猪油时用的桶有些装过化工原料，有些甚至是装过炸药和农药的。双重污染使这些桶装猪油中含有有机锡等物质，超出了人体允许范围的29倍，引起中毒。后对1例死亡病例进行尸检，检测出死者心、血、及肝脏中有三甲基氯化锡。

5

日常饮食安全注意

一、购物

（1）认真对待"有效期"和"保质期" 不购买过期产品，发现过期产品应向商店经营者报告。如果包装食品在包装上标明的有效期内"变坏"或回家后发现包装破损，应退货并向零售商或食品加工商报告。

（2）假冒伪劣食品使用劣质、廉价原料来欺骗消费者并降低竞争成本 如发现销售假冒品牌、假冒标签的食品及被污染过的食品等应向有关机构检举揭发。检举揭发这些事件可以帮助有关部门捉拿和惩办不法商贩，防止此事件重现。

二、储存

（1）生鲜食品特别是肉类，鱼类和海鲜应存放在冰箱底层，加工过的食品放在顶层。食品应包装或妥善盖好后储存。

（2）不要将热食物放入冰箱，因为这样会使冰箱内温度升高。

（3）将罐、瓶和包储在干燥凉爽的地方并防范昆虫或鼠类等。

（4）在准备食物和吃饭前一定洗手。

（5）处理生鲜食物后，以及处理已烹调过的食品前或处理打算生吃的食品前，双手必须彻底清洗。

（6）认真选择食品采购和就餐的地点。确保其人员、刀叉餐具和其他设施都干净整洁。这是反映就餐地点（包括"后厨"设施）卫生标准的重要指标。

（7）热食物应该很热，冷食物应该冰凉。避免食用任何在室温下保存2小时以上的食物。在座谈会、会议、大型社交活动、室外活动等需要预先、大量准备食物或外部条件较差的情况下尤其需要特别注意：

如果对水果和蔬菜等生鲜食品有怀疑，采取"煮食、烹调、削皮或扔掉"的措施。

将食品保存在危险区域：导致食物中毒的细菌最容易在5~60℃的环境中滋生。这一区间被称为危险温度区间。食物在食用前过早地准备出来；将加工过的食品长时间放置在细菌容易繁殖的温度环境；或不恰当的加热都相当于将食物放置在危险区域。

生熟食品之间的交叉污染：如果食品保存不当，会被生鲜食物上的细菌污染，生鲜食物应该总是保存在冰箱最底层，食品应放置在食物架上层（以防止生鲜食品滴落的液体污染已经烹调好的食品）。

所有食物都应该放在干净无毒的可清洗容器内并盖严。

操作过程中的污染：在食物加工过程中，手、器皿和切菜板、抹布等用具可能被生鲜食物中的细菌污染。如果手、器皿和用具不先彻底清洁就继续制作加工即食食品或熟食，食物就会被污染。

由水产生的感染：未经恰当处理的饮用水或用于食品加工水可能成为主要致病源。如果不能确定水的洁净程度，应先煮沸再饮用或饮用密封的瓶装或罐装水。避免食用可能有问题的冰块。

相关链接　食品的"保存期"与"保质期"

"保质期"又称最佳食用期，国外称之为"货架期"，指在食品标签指明的保存条件下，保持品质的期限。在适宜的保存条件下，超过保质期的食品，如色、香、味没有改变，在一定时间内仍然可以食用。

保存期指食品可食用的最终日期，在保存期之后，食品会发生品质变化，产生大量细菌（甚至致病菌），如果食用，有可能导致食物中毒或急性传染病，所以过了保存期的食物，必需丢弃。

水果放置时间长了，会部分出现腐败变质，各种微生物会快速生长繁殖产生大量有毒、有害物质，并向未腐烂部分扩散，所以部分腐败的水果，应该整体丢弃，不宜食用。

三、不同类型的食品在安全方面存在不同的隐患

（一）蔬菜

蔬菜类食品，特别是绿叶菜食品，问题主要集中于农药及化学药剂过量使用与不当使用，导致蔬菜进入食用阶段农药残留量超标，严重影响消费者的身体健康。

这一问题在每年的七、八、九月尤其突出，那个时段是病虫害的高发期，为了确保蔬菜的产量与外形，农民往往过量使用农药。农药为蔬菜吸收，渗入蔬菜内部，消费者依靠长时间清洗等手段无法有效去除残留的农药。从地区分布看，由于受气候因素的影响，我国气温较高的地区的部分蔬菜比较气温较低的地区的部分蔬菜存在更多的农药残留隐患。

（二）水果

水果的问题主要集中于胀大剂、甜蜜素、色素等化学药剂的使用。由于这些化学药剂对人体的侵害是一个长期渐进积累的过程，并不产生急性的身体不适反应，所以其危害往往为消费者和相关监管部门所忽视，导致了目前监管手段、检测方法的缺乏和监管力度的薄弱，以及消费者对水果食品安全知识的缺乏。

由于这些化学药剂的成分在人体内长期积累，最终会给消费

者的身体造成损害，所以水果使用化学药剂的问题应该引起关注。

案例　问题水果

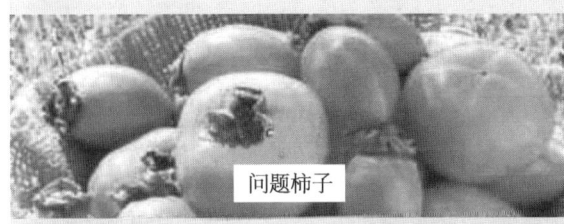

问题柿子

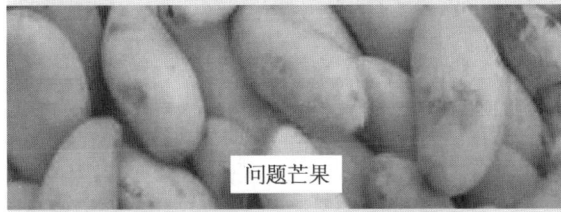

问题芒果

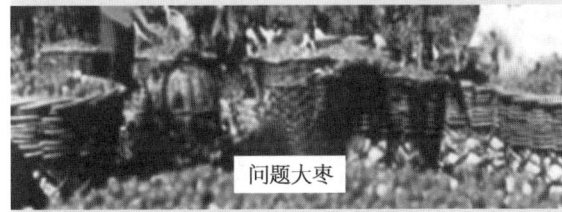

问题大枣

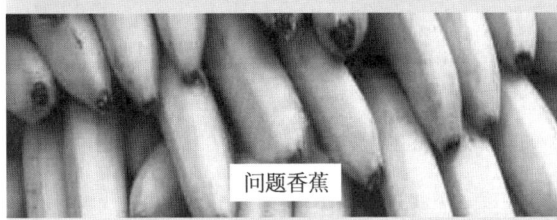

问题香蕉

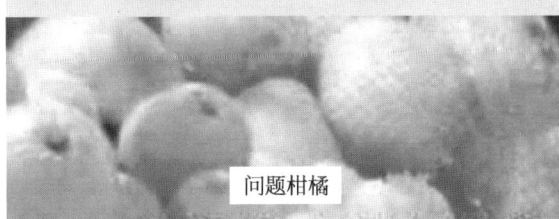

问题柑橘

柿子用催熟剂催熟，在柿子蒂把点上"一试灵"，使之红透。这些残留的化学药剂，都会给人体造成伤害。

芒果用生石灰捂黄，吃时无芒果味，过量使用防腐剂等问题。

开水泡后焖红，或用化学染色，工业石蜡上光。

氨水或二氧化硫催熟。二氧化硫对人体神经系统、肝造成损伤，致癌。

柑橘类存储超量使用防腐剂，用工业色素"美容"，用工业

含铅、汞、砷等重金属，渗透到果肉中，人食用，因重金属过量而导致记忆力下降、贫血等。

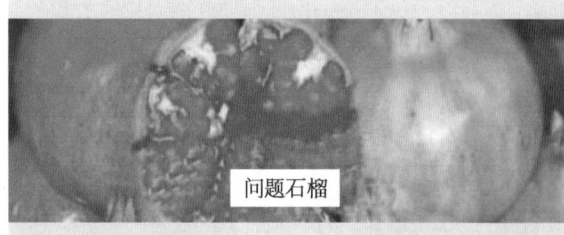

问题石榴

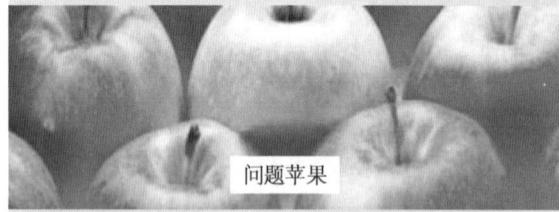

问题苹果

石榴注入糖精水。糖精过量，影响胃肠消化酶正常分泌；降低小肠吸收能力；引起血小板减少；损伤多种脏器。

苹果用膨大剂催大，催红素增色，防腐剂保鲜，工业石蜡增光。膨大剂、催红素、防腐剂伤肝。

相关链接　洋水果标签解读

进口水果贴的标签，基本都是4位阿拉伯数字，如美国产的红布林"3609"、以色列产的青蜜柚"3129"、美国产的红蛇果"4016"、新西兰产的玫瑰苹果"4122"、美国产的黑提"4056"等。

这种标签叫PLU码，当初是为了管理库存方便，大多是3000~4999。5位码代表特殊食品。

这种标签由国际农产品标准联合会（IFPS）、美国生鲜产品运销协会（PMA）推行，并不强制。

PLU码，4位数不代表什么特殊含义。5位码是用来识别有机或转基因食品的。

5位码第1个数字是"8"，代表转基因产品；5位码第一个数字是"9"，代表有机产品。

水果洗涤：为了防治虫害，果农在果树开花到结果期间都要喷洒大量农药。农药一旦残留在水果表面就很难去除，如三唑类、二氧化硫等还具有致癌性和致过敏性。在苹果、李子、杏和梨等结果时喷洒农药，农药会浸透果皮并残留在果皮的蜡质中，致使果皮中的农药残留量比果肉中高许多。现在使用较多的植物保护剂是波尔多液，它是用硫酸铜和石灰乳配制成的悬浊液，两者在水果表面残留后会在水果表面形成蓝白色斑点。如果不清除干净这些蓝蓝白白的小斑点，将它们吃进体内容易引起腹痛、腹泻等中毒症状。

吃水果前最好采取以下几种方法去掉农药残留。①清水冲洗法：苹果、梨、李子、杏等体积较大且表皮光滑的水果，先在清水中洗净，然后在沸水中烫半分钟左右。②削皮法：水果表皮"雀斑"过多的时候，直接削皮，并且将皮稍微削厚一些，去除农药残留的效果更好。研究表明用清水洗涤方法更科学，效果最好。

（三）鲜肉

鲜肉食品的问题在于以下几个方面。

（1）牲畜在饲养过程中被喂食各种化学激素，导致肉类食品中化学激素过量，从而对人体产生危害。在这一问题上，由于政府相关部门加大了监管力度，如对瘦肉精的检测监管，情况有了很大的好转。

（2）注水肉。目前，我国在大型肉类加工场和超市公司基本上杜绝了注水肉的生产和销售。注水肉的来源主要是个体屠宰户，销售渠道主要是农贸市场和个体副食品店。注水肉不但因为增加肉的重量而侵害了消费者的财产权利，同时由于往肉内注入的水存在卫生问题，对消费者的食用安全产生影响。

（3）将长时间没有销售掉的肉类食品经过简单加工后加以销

售。长时间没有销售掉的肉类食品，由于开始变质，外观显示不如鲜肉，很难再销售，一些经营者为避免损失，对这些肉进行再加工，如把鲜肉加工成肉丸或肉糜等半成品加以销售。这种情况主要存在于农贸市场和个体副食品店，偶尔也会出现在小型超市中的生意清淡的门店。

（四）禽类

禽类食品安全问题会产生于生产、流通与加工各个环节。

1. **生产环节**　首先鸡鸭等家禽被密集饲养，生长环境极差，病菌极易传播。如许多禽类养殖场或养殖户甚至鸡鸭共同饲养或近距离饲养，极易导致禽流感的盛行。其次禽类生产也存在利用激素助长等问题，目前一只鸡的饲养周期只要40余天，如此短的时间内培育出来的鸡，无论从肉质还是营养度及体内激素含量等，都是不尽如人意的。再次，以往禽类屠宰厂都有焚尸炉，一批鸡，总会有5%左右因质量不合格被焚烧掉，现在，再也不见这些焚尸炉的踪影。最后，按规定，一些养不大的鸡（约占总量的2%），即所谓的"僵鸡"是不能进入市场的，但养殖场为赚取利润，一般以极低的价格售出使这些不合格鸡流入市场。这些因质量不合格应该被焚烧掉的鸡鸭和养不大的"僵鸡"基本上是通过个体家禽小贩非法收购后，转销给农贸市场或私营熟食店，再加工制作成烧鸡或酱鸭卖给消费者。

2. **加工环节**　存在的食品安全问题主要由加工环境和加工手段引发。以食品的温度控制为例，按规定：不同大类的食品要分藏不同的冷库，需要加工的食品生熟前后分藏不同冷库，不同大类销售区域实行不同的温度控制。但是即使是上海一家正规的禽类加工企业，也仅在对宰杀鸡后清洗的环节上，要求用零度纯净水进行清洗浸泡，而国内大部分企业连这样基本的标准也做不到。一些屠宰企业和大部分的个体户生产环境极差，缺乏必要的加工设备。如在给鸡放血的时候，一些屠宰企业和个体户只在鸡的脖子上割一刀，然后放入一个有盖子的桶内，任其扑腾，使鸡体布满瘀血，而瘀血鸡是不能食用的。

（五）熟食

熟食存在的食品安全问题比较严重，主要体现在加工过程中加工环境、加工手段、设备以及用料上。

熟食的加工往往是在比较差的环境中进行的，如在农贸市场、超市现场、小作坊、日常家居环境中，这些地方的空气卫生状况都是不过关的。

熟食中还往往被加入过量的添加剂、过量的色素以美化熟食外观，达到增加销售的目的。事实上，由于消费者对食品安全缺乏了解，也更愿意选择添加了色素的熟食。

熟食的原料选择也存在问题。目前，国内熟食加工用的原料的质量普遍要低于直接用于销售的生鲜的质量。

许多个体熟食生产商，甚至包括一些熟食加工厂和超市，当天没有销售完的熟食经过加工第2天再拿来销售。

四、不同的流通环节，产生不同的食品安全问题

食品安全问题不仅仅存在于食品流通的最终销售环节，更多的是产生于食品生产源头和流通的前端过程中。

食品的生产流通环节主要有食品原材料生产、食品加工、食品批发、食品零售以及连通各环节的食品储运。

（一）农业生产过程中存在的影响食品安全的问题是源头性的问题

农业生产是食品整个流通环节的源头，是食品原材料的生产，一旦农业生产过程中产生了食品原材料的质量问题，会影响到最终的消费者。

目前，我国农业生产中影响食品安全的问题主要集中如下几个方面。

1. **土地质量**　目前，我们国家的土地质量状况存在很大的问题，已经到了严重影响食品安全的程度。土地质量的现状是有其历史原因的，由于几十年来对土地资源的超负荷利用，大量使用化肥、农药，使得现有土地的成分已经大大改变。可以说现在很多地方的土地已经相当贫瘠，许多农作物生长需要的营养元素严重缺乏，已经到了没有化肥就影响产量的程度。同时，由于几十年来农药的过量使用，许多地方的土地和水中富含有毒物质，这些有毒物质被植物吸收后，最终残留在农产品中。

2. **农药和激素的使用**　由于在农业生产过程中农药的过量使用，使得消费者在消费农产品特别是绿叶食品时摄入大量的有毒物质，这些有毒物质有的可能会导致急性食物中毒，由于这种情况可以及时采取措施，相对于慢性的食物中毒还是易于防范的。在蔬菜水果的培育过程中还存在使用激素的问题，激素等物质会在人体中长期积累，最终影响消费者的身体健康。

3. **养殖业过量使用各种增产化学药剂**　养殖业使用各种助长、催肥激素的现象相当普遍，同时造成的危害也是巨大的。其中一些激素如瘦肉精造成的危害是快速巨大的，但另一些可能是长期而影响深远的。

184

4. 农业生产过程中产生的食品安全问题 这主要是由我国现有的农业体制和农业生产现状造成的。

实行土地承包经营责任制后，农村实行的是分散的家庭生产经营，农民无法实现集约化生产，加之农民承包期限不长、过低的政府农业投入，使得农业科技无法提高或推广，先进的农业设施与产品无法投入实际使用，无法通过有效的现代管理手段控制农副产品质量。农民只能通过过度开发使用土地资源和利用农药和化肥等不利于食品安全的手段来提高产量。

（二）生产加工过程中存在的食品安全问题

加工食品日益增多，包括一些本来不加工的食品，现在也开始进行一些简单加工，如进行清洗包装后出售，这就使加工过程中的食品安全控制日益重要。我国目前食品生产过程中存在严重的问题，主要表现在以下。

1. 生产环境不符合卫生标准 目前，除了饮料等罐装食品生产环境十分严格外，许多食品（包括生鲜、西点、熟食、调味品等）的生产加工过程是在简陋的加工场所完成的，并不采取严格的安全卫生措施。根据近几年媒体的曝光可以看出，即使一些品牌食品的加工过程也不完全符合国家规定的卫生标准。

2. 生产过程 食品生产过程中需要对食品质量与食品卫生进行严格控制，如对生产人员自身的卫生状况、生产工具的卫生状况等的控制。许多食品生产企业这方面的意识比较薄弱。

3. 生产原料 一些食品生产企业（主要是个体和私营商品加工企业）为了牟利，不惜利用不合格的原料甚至有毒有害、过期变质的原料来加工食品。

4. 传统生产工艺 许多食品如月饼、粽子等，只有经过传统的加工工艺才有自己的特色。但酱菜与蜜饯的传统加工工艺无论在加工场所、加工方式、加工器具等方面都存在着严重的卫生问题。如何使特色传统工艺与现代食品安全卫生标准或要求结合起来，也是一些传统食品生产企业所面临的一个新课题。

（三）仓储运输过程中造成的食品安全问题

食品流通过程中对仓储与运输要求相当高，稍有不慎，就会对食品造成污染。很多食品需要在储运过程中冷藏，不能与其他物品混放，需要有好的储运环境，在保质期内流转。但目前许多食品由非专业储运食品的企业来进行储运。许多食品在储运过程中由于温度、环境、储运时间等原因变质或存在食品安全隐患。

1. 批发市场存在的食品安全问题　①食品批发市场是食品的集散地，相对于最终的零售渠道来说，食用农产品批发市场的食品更加集中，但食用农产品批发市场食品安全监管仍面临一些问题。②批发市场缺乏一定的食品安全检测手段与检测设备。③进入批发市场的农产品大多没有产品品质标识和只进行散装性的大包装，因此在出现农产品安全的问题时无法进行追源性的控制。

2. 零售过程产生的食品安全问题　目前，我国食品的零售渠道主要有超市、农贸市场、副食品商店、面包房、熟食店等。

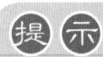

很多餐馆在虾仁烹调时违规使用国家禁止使用的硼砂；老牛肉用化学性嫩肉剂；这些物质轻者引发人体慢性胃炎，重者导致消化系统癌症。

相关链接　对抗有毒元素的简单方法

尽量避开车多的马路和有烟雾的环境。

尽量少饮酒，因为会增加人体对铅和镉的吸收。

选择天然的抗氧化剂，以清除自由基、延缓衰老、预防疾病。

注意摄入富含矿物质元素的食物，如种子和坚果。

坚持每天服用维生素C补充剂，可防止体内钙、锌、硒等矿物质元素缺乏，还可以保护肌体免遭有毒物质侵害。

坚持每天食用益生原，促进益生菌增殖，降低有害菌，减少体内有害物质。

保持每天的饮水量，利于体内有毒有害物排出。

相关链接　光污染有害健康

不久前，世界卫生组织公布一项惊人结论，上夜班有可能导致癌症，因为灯光和癌症存在相关性，尤其是与人体激素分泌相关的癌症。

光污染来自玻璃幕墙、过白的墙壁、建筑物的釉面墙壁、景观灯、路灯、家用照明灯、电脑、电视屏幕。

光污染对人体的角膜和虹膜产生损伤，影响视网膜感光细胞功能的发挥，引起视疲劳和视力下降。

建议：不要手离不开iPad；不要在电脑前坐得太久；平时晚上的灯光不要太亮等。

6

食具的选择与卫生

一、食具

人们日常生活必需品，清洁、美观、卫生、耐用的食具，能够烹调、盛装食品、增进食欲、有益健康，还美化生活。如果食具含有过量的有害物质，污染水和食品，进入人体对健康产生不良影响。

食具与人们的健康有着不可忽视的联系。所以，我们要像选择食物一样细心选择好食具。

相关链接　饮食烹调用锅的科学

烹调用锅对人体的健康很重要，各种材质的锅各有利弊。

铁锅：是目前最安全的锅，世界卫生组织专家建议使用铁锅。

铁锅一般不含其他化学物质，不会氧化。

炒菜、煮食过程中不会有溶出物。

不存在脱落问题，即使有铁物质溶出，对人体吸收也有益，世界卫生组织专家认为铁锅烹调是最直接的补铁方法。

铁锅使用注意：

新铁锅用盐水泡泡，再用色拉油擦擦再用。

如果还有异味，把锅烧热再用姜片擦。

铁锅易生锈，不宜盛食物过夜。

尽量不要用铁锅煮汤，以免保护不生锈的食油层消失。刷锅尽量少用洗涤剂，锅水擦干。

如果有轻微的锈迹用醋清洗。

不粘锅：主要原料是人工制造的含氟聚合酸（全氟辛酸铵），稳定性好，不宜与食物产生粘连。

全氟辛酸铵只是一层薄膜，厚度0.2毫米，如果干烧温度300℃，这层薄膜就被破坏。

不宜高温煎炸。

使用注意：①煎炸食品最好不用不粘锅。②炒菜不要用铁铲，以免破坏涂层。

陶瓷锅：过去认为无毒餐具，目前也有使用中毒报道。有些劣质陶瓷餐具的釉彩含铅。国家质检部门抽检发现部分陶瓷锅产品铅、镉溶出量超过国家标准。

长期使用铅、镉溶出量超过国家标准的陶瓷锅会导致重金属中毒，危害人体健康。

使用注意：①新沙锅用4%食醋水浸泡煮沸。②沙锅内有色彩的，不宜存放酒、醋、酸性饮料和食物。③选择陶瓷餐具要求表面光滑、平整，陶瓷均匀，色泽光亮。

不锈钢锅：不合格的不锈钢锅可能铬超标。六价铬被列为对人体有危害的化学物质。

使用注意：①不锈钢并非完全不会生锈，若长期接触酸、碱性物质，也会起化学反应。②不锈钢锅不宜长时间盛放盐、酱油、菜汤等。③不宜煎中药。④不要用强酸、碱性洗涤剂洗涤。

铝锅：热分布好、锅体轻，但使用不当铝会大量溶出。长期食铝过量，催促衰老。

铝锅不宜高温煎炒。

不宜装强酸、强碱物质，或腌制食品。

使用注意：①尽量不要使用铝餐具。②铝餐具更不能与铁餐具搭配使用，否则两者产生化学反应，导致更多铝析出。

请注意：①尽量不用或少用铝锅。②煮饭宜用不锈钢锅或陶瓷锅。③炒菜宜用铁锅、铜锅。④煲汤炖肉宜用砂锅。这样选择，有利于健康。

二、有益健康的铁制炊具

铁制炊具在我国使用已有数千年历史。

（一）主要制品

铁锅、铁勺、铁水壶和饼铛等。原料来源丰富，价格低廉，使用安全，加工方便，民间广为使用。

铁元素是人体必需的重要元素，是人体血红蛋白的主要原料之一。膳食中缺乏铁元素，引起缺铁性营养不良性贫血。使用铁制炊具也可增加铁质的摄入。

（二）铁制食具使用

暴露在空气中极易氧化生锈；使用前表面用鲜猪皮抹擦；用后注意干燥保存；铁迁单宁生成黑色的单宁酸铁，对蛋白质有沉淀、钝化作用。富含单宁的海棠、山楂等果品不宜用铁制炊具加工。铁制炊具对人体有益无害。

三、合理使用铝食炊具

铝制炊具：质轻、美观、不生锈、易传热、耐用、价格适中。

（一）铝

化学性质十分活泼的金属；它在空气中极易与氧化合；使铝制食炊具表面形成一层致密氧化铝膜；有保护铝制品内部不受氧化和耐腐蚀作用；试验分析：铝是属于无毒物质。

铝：人体需要的一种元素，正常人体器官、组织都含微量铝，正常数量的铝进入人体，一部分分布在组织器官，一部分随便排出体外。

由于使用铝制食具、炊具而引起急性、慢性中毒在国内外尚未见报道。

研究表明：每天吃进1克氧化铝，连服70天，总量70克，未发任何明显症状和疾病，长期使用铝制品盛放盐、碱、酸类食物，使其表面氧化铝保护膜破坏，部分铝进入食物，应该注意。

（二）市售铝制食具炊具

精铝（熟铝）纯铝制品，全合乎国家卫生标准，安全、卫生、无毒、无害。铸铝（生铝、回收铝）即回收制品，由于原料复杂，多属回收铝，含有多种有害金属长用铸铝炊具对人体健康是不利的。

由于铝质地较软，熔点658℃左右，碰到酸或碱都会发生化学反应。使用注意：①不要让含有酸和碱性的食物，如酱、醋、盐、糖、酒等长期存放在铝锅、铝壶内，最好当天盛用，当天洗净，免得造成腐蚀。②擦洗铝制品表面的污垢，不要用浓碱水洗，用肥皂液，然后再用清水冲净。③铝制品最好经常使用。

铝制品安全性：铝不是人体的必需元素，长期过量摄入铝，会干扰人体大脑意识和记忆功能，导致认知和逻辑推理力下降，严重者可导致痴呆，不可长时间用铝制品做食品容器。

四、科学使用铜食炊具

（一）铜

制饮食炊具，如锅、盆、鼻烟壶、茶汤壶等。

铜在空气中易与氧气、湿气和碳酸气等作用，极易生成铜绿（铜锈），有毒。

人体必需的微量元素之一，吃适量含铜食品对人体有益。

国家食品卫生标准为5毫克/千克。

（二）铜火锅

多用紫铜加工，在锅内壁衬一层锡。（紫铜为纯铜，比黄铜好，因黄铜是Cu与Zn等金属合金，而过量的Zn有害。黄铜的火锅颜色浅色）。

衬锡：符合食品卫生要求，锡的毒性要比铜低，国家食品卫生标准规定：食品中铜允许量4~5毫克/千克，锡100毫克/千克。锡比铜难以氧化生锈，衬锡可防止铜火锅内壁生锈。

铜火锅保温性能好有利于保持涮锅的风味。含锡量在99%卫生质量好，含有害金属少，比较安全、卫生、耐用。

铜火锅用完后，清洗干净擦干，放在干燥的地方保存。

五、食具新秀——不锈钢

不锈钢炊、食具美观、华丽、卫生、耐热、耐用、易保洁等优点使其成为食、炊具中的新秀。

相关链接　不锈钢电水壶安全问题的解读

相关报道称：不锈钢水壶使用高锰钢，容易析出重金属锰，危害神经系统。

实际高锰钢虽然锰含量高，不等于溶出量高。

大量研究结果证明：日常饮食环境中，无论是长期加热还是酸性环境中，不锈钢制品中的锰含量与锰离子溶出量没关系。即使不锈钢合金中锰含量15%，锰析出量也非常少，远低于德国、意大利等国家的有关标准（我国与食品相关的不锈钢制品，即没有锰含量限值，也没有锰析出量标准）。

从材料学角度，不锈钢制品的锰析出量，并不是取决于锰含量的高低，而是与其他重金属的配比有关。高锰钢锰含量高，但是铬的含量同样高，配比合适，形成"保护膜"，日常烧水、烹调、遇酸锰离子都不会析出。

提示：

200系不锈钢电水壶不存在健康问题，价格比300系低。

购买时注意"不锈钢材质、钢号（类别），"食品接触"样字样。

（一）种类

铬不锈钢（不锈铁），能使金属表面生成致密的氧化膜，将金属与外界空气介质隔绝。

铬、镍不锈钢，加入较大量铬、镍合金元素，在大气或其他介质中不易因电位低而被锈蚀。

这两种不锈钢，在非强酸或强碱的溶液中经受400℃的高温而不被锈蚀。

（二）不锈钢炊具安全性

不生锈；不会有铬、镍金属溶出；不会使人中毒；不锈钢的基体是铁，对人体是有益无害的。

（三）注意

不锈钢传热较慢，刚加热时，火头不要开得过旺，先文火，使锅受热均匀，再武火炒菜。

不要等锅底烧红时倒油，防止油烧着，破坏营养。倒油时使锅离开火头或把火头放小。

六、美观大方的陶瓷食具

陶瓷食具：细瓷如碗、碟、汤盆、杯、匙，粗陶如紫砂茶壶、杯、汽锅、砂锅产品。全部符合国家食品卫生标准。

七、晶莹剔透的玻璃食具

（一）种类

无色玻璃容器：酒瓶、刻花口杯。

有色玻璃容器：绿色酒瓶、绿色汽水瓶、浅蓝色罐头瓶、绿色啤酒瓶、红色拉丝杯。

套色玻璃容器：蓝色套色口杯、浅黄色套色口杯。

印花玻璃容器：各种印花口杯。

晶体玻璃容器：品质酒杯。

（二）玻璃制食品容器的原料

主料用量虽大，但卫生问题不大；辅助原料是保持玻璃制品具有某种特性的一些物质，用量较小，如澄清剂、着色剂、脱色剂、乳浊剂等。这些辅助原料含有砷、铅、镉、氟、铬、锑、硒、钴、镍等对人体有害金属。国家玻璃容器的卫生标准：碱溶出量均<2毫克/升、铅<2毫克/升、砷<0.1毫克/升，镉0.002毫克/升

其他未检出。玻璃制食品容器安全。

八、科学使用塑料餐具

塑料餐具：质轻、耐酸、耐碱、隔油、耐用、便宜。

与食具有关的塑料：①热塑性的塑料：聚乙烯、聚丙烯、聚苯乙烯、聚氯乙烯。②热固性塑料：三聚氨胺（密胺）脲醛塑料。都是我国允许的食具塑料。

（一）聚乙烯塑料制品

奶瓶、薄膜食品袋、提桶、瓶、杯、碗等，基本无毒，比较安全、卫生。

生产中需要注意：①不要使用回收塑料生产食具（回收塑料中含有许多杂物，加工再生产时加入非食用深色色素对人体健康产生不利）。②塑料食具最好不加或少加色素。③不要用塑料容器长期存放油脂（聚乙烯塑料低分子聚合物易溶于油脂，使油脂产生蜡味。气密性差，使油脂容易变质）。④不宜作汽水、果汁软包装（耐热性差，80℃左右即会变形，难以高温消毒，通渗性易使饮料污染）。

（二）聚丙烯

丙烯聚合而成，性质与聚乙烯相近，基本无毒，卫生、安全，耐热性和耐溶性较聚乙烯好，易老化，可用于微波炉餐盒。与聚乙烯制复合包装袋保鲜效果好。

（三）聚苯乙烯制品

糖果盒、酒杯、快餐饭盒发泡聚苯乙烯制品。聚苯乙烯，含有挥发性物质，苯乙烯有一定毒性，我国食品卫生标准：苯乙烯单体含量<0.5%。

（四）聚氯乙烯塑料

过去我国生产的氯乙烯单体含量过高，不能用于食品包装，氯乙烯单体含量高，易诱发肝血管癌症。

近年引进国外先进技术，生产食品卫生级聚氯乙烯树脂，氯乙烯单体<1毫克/千克，符合食品卫生要求，制成橘子汁、生菜油、花生油包装材料，质轻、透明、无毒、价廉。

提 示

塑料容器受高温或酸性物会慢慢溶解，并释放出有毒物质，使人头晕、头痛、恶心、食欲减退、贫血等。建议家庭用玻璃容器代替塑料容器盛装调味料。

（五）塑料餐盒的选购

目前，市场上塑料餐盒主要有两种代码，即5和7。

代码为5的餐盒：餐盒壁较厚，为黑色，是聚丙烯（PP）塑料种类，是较为常用的微波炉加热材料，也是最为安全的。

代码为7的餐盒：硬度较差，为白色，是丙烯腈丁二烯塑料种类，是复合材料，只有部分可用于食品包装盒加热。

代码为5的聚丙烯（PP）塑料餐盒，最高能耐130℃高温，相对难以辨别代码为7的塑料，更为安全，所以在购买包装食品时，除查看产品本身外，也要查看包装盒的代码，注意选择代码为5的包装。

九、筷子的选择

（一）筷子材质

1. 油漆筷子　彩漆筷子非常漂亮、造型多变，但油漆筷子没有国家标准。

油漆是高分子有机化合物，大多含有毒化合物，如长期使用油漆筷子用餐，涂漆中重金属铅、铬及有机溶剂苯等物质进入人体蓄积，导致人体慢性中毒，出现胃肠不适、神经衰弱等症状，对人体会产生很多未知的隐患，影响健康。

2. 生漆竹筷 裸筷子未必安全，生漆有国家标准，不涂生漆的裸筷霉变、开裂、生菌。应该选择涂一层生漆的筷子。

3. 塑料筷子 塑料筷子受热变形，产生对人体有害物质，不宜选择。

4. 骨筷子 使用需谨慎，不方便，易变色。

5. 不锈钢筷 不锈钢表面的防护膜，如果长期接触酸、碱、盐被破坏，重金属进入人体，危害健康。

6. 银筷 可以"验毒"遇到含硫化物（砒霜、氰化钾等）变黑，接触皮蛋、臭腐乳、咸菜、蛋黄也会变黑，遇河豚毒、亚硝酸盐不变黑。

（二）筷子的使用

1. 家用筷子的更换 家用筷子易滋生金黄葡萄球菌、大肠埃希菌等，如筷子上出现非竹子或木头本色的斑点，说明筷子已经发生霉变。如筷子弯曲潮湿，说明用得太久。如筷子有酸味，表明已经被污染。所以一般筷子使用6个月就应该更换。

2. 家庭专人专筷 一双不卫生的筷子，可能携带几万甚至几十万的细菌或病毒，使用这种筷子易感染肝炎、痢疾、伤寒、急性胃肠炎等，如幽门螺杆菌就是通过筷子传播的。家庭应该采用专人专筷的方式。

（三）筷子消毒

1. 新筷子要洗 先清洗，再用洗洁精洗，然后沸水煮30分钟。筷子盒每周清洗1次（沸水煮5分钟）。

2. 筷子保管　筷子置于镂空筷子筒内，保持干燥通风。

十、洗碗布的卫生

中国疾病预防控制中心发布的北京、上海两地单块洗碗布检测出细菌总数高达5 000亿个，同时致病菌数量也繁多，如大肠埃希菌、金黄葡萄球菌、白色念珠菌、沙门氏菌等19种致病菌，造成餐具的第2次污染。洗碗布的微生物通过餐具进入人体，引发相关疾病。经肥皂或洗洁精洗过的洗碗布20%的细菌仍然会存留，再经过6小时放置细菌数又会增加数倍。所以，经清洗过的洗碗布使用时还要清洗和消毒（用微波炉消毒方便、快捷，高火2分钟，可以杀死99%的细菌和寄生虫）。建议洗碗布每月更换1次，保持干、净、换，不同餐具用不同洗碗布。

十一、食品安全五大要点

（一）保持清洁

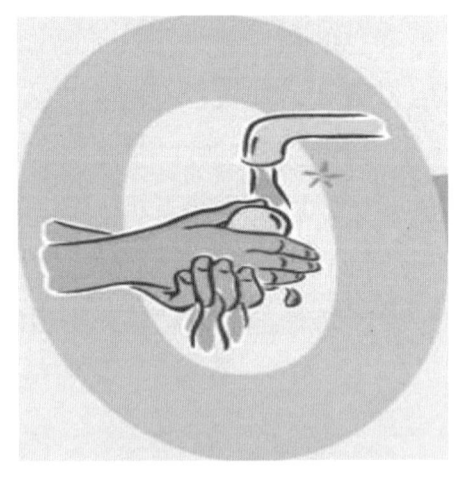

图6-1　保持清洁

拿食品前要洗手，准备食品期间还要经常洗手；便后洗手（图6-1）。

清洁和消毒用于准备食品的所有场所和工用具。

避免虫、鼠及其他动物进入厨房和接近食物。

为什么？

多数微生物不会引起疾病，

但泥土和水中及动物和人身上，可找到许多危害人体的微生物，手、抹布、切肉菜板，可携带这些微生物，稍轻轻接触即可污染食物，并造成食源性疾病。

（二）生熟分开

生的肉、禽和海产食品要与其他食品分开（图6-2）。

处理生的食物要有专用的用具，如刀具和切板。

使用器皿存储食物，以免生熟食物相互接触。

为什么？

生的食物，尤其是肉、禽和海产食品及其汁水，可含有危险的微生物，在准备和存储食物时，可能会污染其他食物。

图6-2　生熟分开

（三）食物要做熟

食物要彻底做熟，尤其是肉、禽、蛋、海产食品。

汤、煲等食物要煮开，确保70℃（图6-3）。肉、禽类汁水要变清，而不能是淡红色。

熟食再次加热要彻底。

为什么？

适当烹调可杀死几乎所有危害微生物。研究表明，烹调食物温度达到70℃，可保证安全食用。特别要注意的是肉馅、烤肉、大块肉和整支禽类。

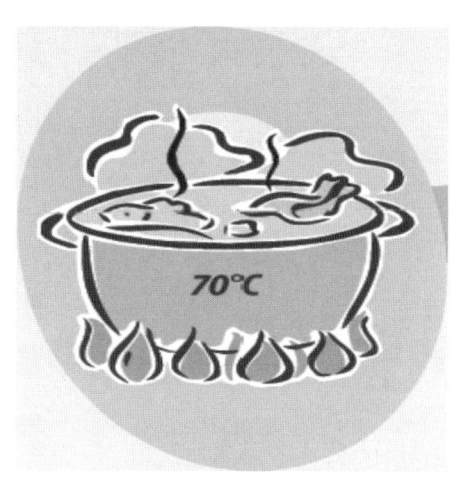

图6-3　食物要做熟

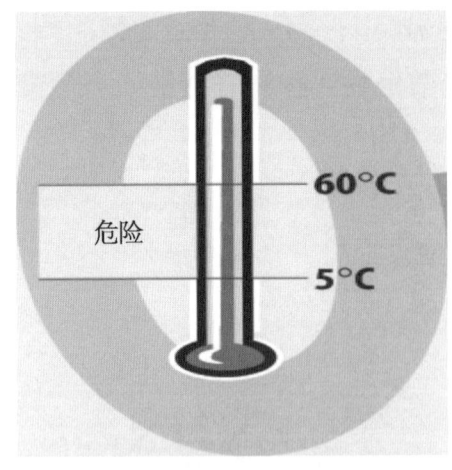

图6-4 保持食物安全的温度

（四）保持食物安全的温度

熟食在室温下不得存放>2小时。

所有熟食和易腐败的食物，应及时冷藏（5℃以下）。

熟食在食用前应保持60℃以上（图6-4）。

即使在冰箱里也不能过久存储食物。

冷冻食品不能在室温下解冻。

为什么？

如以室温存储食物，微生物可迅速繁殖。把温度保持在5℃以下或60℃以上，可使微生物繁殖减慢或停止。有些危险的微生物在5℃以下也能生长。

（五）使用安全的水和原材料

使用安全的水。

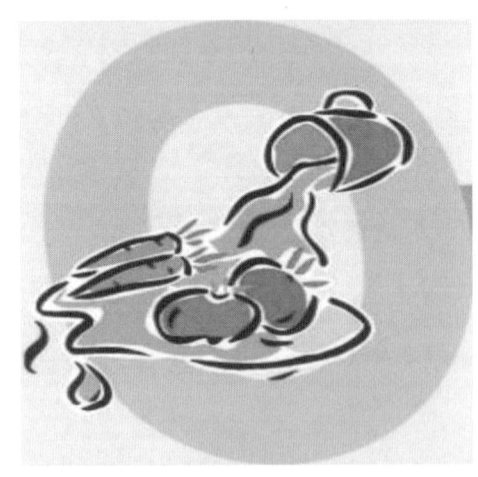

图6-5 使用安全的水和原料

选择新鲜和有益于健康的食物（图6-5）。

选择经过安全加工的食品（如低温杀菌的牛奶）。

水果和蔬菜洗干净（尤其要生食）。

不吃超过保鲜期的食品。

为什么？

原材料，包括水和冰，可被危险微生物和化学品污染。

受损和霉变的食物中可形成有毒化学物质。谨慎选择原材料，并采取简单措施，如清洗、去皮，可减少危险。

案例　食品卫生

没有戴手套做的寿司：用手持式ATP快检设备检测从业人员手部卫生，读数30以下为良好，100以上不合格，而这两只手检测结果：一只手为4 500多，另一只手为6 700多。

注：2015年2月18日，市食品安全办公室主任、市食药检局局长、市食药检局、黄埔、静安两区市场监督管理局相关执法人员不打招呼，直奔现场，对第一食品商店二楼一家蛋糕店和三楼一家寿司店从业人员进行检测。

东北大板的卫生安全：在陕西北路一家奶茶铺门前有"东北大板"产品放在绿色小冰箱里，冰箱打开，消费者在大板上挑来挑去，产品是半裸的。这种产品会导致运输、销售等环境二次污染。随意开冰箱，拿来挑去，存在严重卫生安全问题。

图书在版编目（CIP）数据

饮食、卫生与安全.上册/白晨,王淑珍编著.—上海:复旦大学出版社,2019.9
上海市老年教育普及教材
ISBN 978-7-309-14397-3

Ⅰ.①饮… Ⅱ.①白…②王… Ⅲ.①饮食卫生-老年教育-教材 Ⅳ.①R15

中国版本图书馆 CIP 数据核字(2019)第 112877 号

饮食、卫生与安全（上册）
白　晨　王淑珍　编著
责任编辑/王　瀛

复旦大学出版社有限公司出版发行
上海市国权路 579 号　邮编:200433
网址:fupnet@ fudanpress.com　http://www.fudanpress.com
门市零售:86-21-65642857　　团体订购:86-21-65118853
外埠邮购:86-21-65109143
常熟市华顺印刷有限公司

开本 787×1092　1/16　印张 13.75　字数 152 千
2019 年 9 月第 1 版第 1 次印刷

ISBN 978-7-309-14397-3/R · 1748
定价:30.00 元